世界基準のビジネスエリートが実践している

最強の体調管理

中根 一
Hajime Nakane

KADOKAWA

はじめに

一流の人々がしている、オーダーメイドの体調管理

本書を手に取られた方は、おそらく普段から人一倍、身体に気を使っている方ではないでしょうか。

実際、パフォーマンスがいい仕事をされている方ほど、質のいい食事、適度な運動を心がけているものです。当然、健康情報に敏感な方が多いでしょう。最近ではパーソナルトレーナーをつけたり、専門家のコンサルティングを受けている方もいらっしゃいます。

日本は数多くの身体メンテナンス法で溢れており、どれが正しい方法かを選ぶだけ

でも疲れてしまうほど健康意識が高い国です。しかし、そんな多様な健康情報をパフォーマンス向上に活かせているかといえば、なかなかそうはいかず、むしろ健康づくりに偏った生活に不自由さを感じている方も多いように感じます。

テレビや雑誌で目にする健康情報になんとなく流されるのではなく、自分に合った体調管理を心がける生活を手に入れたいのではないでしょうか？

本書でお伝えする体調管理とは、身体に負荷をかけずに安静な状態にしておくだとか、身体にとって楽なことだけやるとか、ステレオタイプ的に特定の食材を食べ続けるだけといった、バランスを欠いたセルフケアではありません。自分の身体と向き合いながら、積極的に体調管理をし、心身を自己管理できるようになることが目標です。

そこで最近注目されてきているのが、東洋医学です。

特に、私が専門とする鍼灸は、身体の潜在パフォーマンスを引き出すことに優れています。身体の構造、気の流れ、生理学などを活かし、身体に眠る力を再生させます。手術後の回復期においてもリハビリに鍼灸を取り入れることで、数段よい回復を見せるという報告がたくさんあります。

京都にある私の鍼灸院には、ご紹介や口コミで数多くの方にご通院いただいており、今まで2万人以上の診療に携わってきました。国内で活躍するトップクリエイターや企業の会長・CEOクラスの方はもちろんのこと、海外、特に欧米のエグゼクティブの方々も訪れます。もちろん、病気になってから通院される方もいらっしゃいますが、一般の鍼灸院と異なるのは、**「自分に合った方法で、不調を未然に防ぐための身体メンテナンス」、つまり体調管理を目的に通院される方が多いということです。**

身体のメンテナンスに積極的な方は、その身体を通じて現実化されていく人生計画にも積極的だと言えるでしょう。

世界的に見ても、ハードな職場で働く外資系金融機関のエリート社員、フリーランスとして働くプロフェッショナルたちは進んで身体の健康状態を維持することに余念がありません。東洋医学には自律神経の調整、筋力の最大化……といった数々の潜在能力を引き出す魅力的なコンテンツがあるからです。

現代では、東洋医学、特に鍼灸院を「身体のコンディショニング時間」のために活用するのは、ある一定層では常識になっています。つまり、東洋医学の治療を通じて、「心と身体を最高の状態にチューニングする時間」に自己投資することに価値を見出しているのです。

もしあなたが、人類古来の叡智に触れ、人の潜在パフォーマンスを引き上げる方法を知らないとしたなら、実に勿体ないことだと思いませんか？

老いの進行を緩やかにする生活習慣がある

しかし、そんな東洋医学をして、老いだけは絶対に止めることはできません。ただし、身体的な老いのスピードを緩やかにすることはできます。というのも、老いに対する考え方は、個々人の相対的な自己認識によることが多いからです。つまり何歳になれば、老いているのかを定義することは難しいということです。

私が考える「老け込まない身体」とは、老いの進行を緩やかにするセルフケアを取り入れながら、人それぞれの身体の癖を活かし、パフォーマンスの高い身体を維持することです。

一般的に、体調管理や健康維持として、アスリートのメンテナンス術や、筋骨隆々な筋トレ上級者の運動法などが注目されますが、いざビジネスパフォーマンスが高い仕事をされている方の生活実態を調べると、実は、そういった方法に頼らずに健康的な生活を送っている方が多いようなのです。そうやって、常人では想像できないような集中力を持って仕事をするための体調管理を行っているのです。

そもそも、アスリートは平均寿命がそれほど長くないといわれており、常に心身のストレスが高い不健康な状態で生活しています。日常生活では到底起こりえない筋肉の動き、活動をするわけですから想像に難くありません。ですから、アスリートのトレーニングを真似たとしても、継続性のないイベント的なトレーニングで終わってしまうのです。

特殊な環境と負荷が高いセルフメンテを取り入れるのは、時として、危険な行為になると警告いたします。パフォーマンスが高い人ほど、自分に合ったセルフケアを見出して、中長期的な体調管理を心がけていることを知ってください。

若い時と疲れの回復具合が変わってくる40代

東洋医学では、生まれながらの体質が、その後の健康状態、体力や気力などに影響を与えると考え、それぞれの体質に合ったセルフケアを提案していきます。体質とは、「身体の癖」のようなものと考えていただけたら結構です。表れやすい症状や罹りやすい病気の傾向が顕著に表れます。けっして占いのような摩訶不思議なことではなく、遺伝子や親の生活習慣、育った環境などが影響し、身体の使い方や負荷のかかり具合が癖づいていくのです。

体質は生活環境や習慣によっても多少変わっていきますが、40歳を越えたあたりから、人はある一定の体質に偏っていく傾向があります。これが老け込みやすい身体を作る原因であり、おそらく、皆さんも年を経るごとに実感することがあるでしょう。「若い時と疲れの回復具合が変わってきた」「寝ても取れにくい疲れが増えてきた」「身体の動きが鈍くなってきた」――これらは、加齢によってある一つの体質に偏っていく時のサインなのです。

このような変化によって、どことなく疲労感が漂い、外見も生気が感じられないなど、とてもくたびれた印象を与えることになります。20歳、30歳であっても、随分と年老いて見える人も少なくありません。それは実年齢以上に、身体のパフォーマンスが急激に下がった証拠です。

皆さんは、こうした加齢変化にどのように対処されるでしょう?

体調管理のスタートは食事から

本書はアスリートのようなストイックな身体使いをしている方ではなく、広く一般的な仕事をしているビジネスマンの方に向けて書きました。ですから、**できるだけ生活の中で実践しやすい内容を紹介しています。東洋医学は、生活の中で実践してこそ価値があるものになります。無理なく、継続して取り入れられるような内容になるよう工夫しています。**

さらに、ビジネスエリートたちに共通するのは、疲れてから休むのではなく、身体を休ませる「体調管理」をしながら、十分なコンディショニング管理をしていることです。

まずは、パラパラとめくりながら気になったところから読み進めてみてください。さらに、本書で紹介しているご自身の体質に気をつけながら読まれると、なお一層、生活に取り入れやすくなるでしょう。

元気そうに見える人も、何かしらの不調を抱えながら生活しているものです。**長年の私の治療経験から、体質の変わり目で、頭と身体の切り替えがうまくいき、生活習慣の切り替えがスムーズにできている人が、どちらかというと老け込まず元気でい続けている、これは間違いありません。**

自分に合った「身体の使い方」と「体調管理」を手にして、ご自身のQOL（クオリティ・オブ・ライフ）を高めてみてはいかがでしょうか。

では早速、老けない身体になる「最強の体調管理」を実践していきましょう。

目次

第1章 ハイパフォーマンスを維持する「体調管理」の基本

第2章 常に調子よくあるための最強の「食事」

第3章 一流と二流を分ける最強の「休息法」

第4章 人生後半に差が出る最強の「生活習慣」

装丁 小口翔平＋山之口正和(tobufune)
本文デザイン 二ノ宮匡(nixinc)
DTP 山本秀一・山本深雪(G-clef)
イラスト 紅鮭色子
校正 文字工房燦光
企画協力 ランカクリエイティブパートナーズ株式会社
カバー写真 amanaimages

第1章

ハイパフォーマンスを維持する「体調管理」の基本

年を感じ始めたら、体調管理が欠かせない

最近、こんなことで気になることがないでしょうか。

- 段差もないところでつまずく
- 駅の階段を上ることが億劫になってきた
- 人の話を聞き返すことが多くなってきた
- 相手の話をゆっくり聞いていられない
- 一人前のコース料理が食べきれない
- いつもと違う行動をするのは避けたい
- 身体が、少し重たく感じる
- 自分の顔色がくすんで見える

・なんだか顔がむくんでいる
・シワが深くなったような気がする
・髪がパサパサしてまとまらない
・髪にコシがなく、ペチャンコになったまま……等々。

日常の何気ない違和感から、朝起きて鏡に映る自分の姿を見て、「あれ？　こんなはずじゃないのに……」とガッカリする。そんな自分に驚いたことはないでしょうか。

さらに、20代の頃は、寝ればすぐに回復できたのに、最近では疲れがなかなか回復しない。激しく運動した時には、数日経ってから、ドッと疲れが出る。頭の回転も、どこか鈍さを感じるようになる。身体の動きもぎこちない。「急に年をとったような感じ」――これが「老け込み」です。

しかし老け込みは、このような自覚症状が出た時から始まるわけではありません。昔から「衣服の乱れは、生活の乱れ。靴の曇りは、心の曇り」と言われるように、「今日は、靴の汚れが拭き取られていないな」とか「今朝は、ヒゲの剃り残しがあるな」

という具合に、まずは身だしなみの乱れとして表れてきます。

生活の乱れからわかる身体の不調

私は鍼灸師として、多くの患者さんたちを診察させていただいておりますが、必ずチェックするのが、「生活の乱れ」から考えられる、患者さんの抱える潜在的な不調です。睡眠の状態、食欲の有無や食事の内容、お通じの具合や仕事のストレスなど、多岐にわたってお話をうかがうことで、不調を引き起こしている生活の乱れを、患者さんご自身にも認識していただくようにしています。

日頃のケア不足から起こる身体徴候が出ているにもかかわらず、**「若い頃のように、気力でなんとかやれる！」とか、「たまたま、怠け心が出てきただけ」とか、「人生の要領を覚えてしまっただけ」と思っているとするなら、それは要注意と言えます。**

身体は自動操縦装置のように、24時間働き続けています。そのため多少無理をしても、身体が勝手に調整をしてくれて今のパフォーマンスを永遠に継続できると、どこかで過信してしまってはいないでしょうか。

どことなく違和感を覚えながら、20代の時と同じような生活習慣のままで乗りきろうと考えていると、ある時、突然、体調を崩して仕事のパフォーマンスが落ち、失敗を繰り返すようになります。そして、「あの人も年をとったね」などと言われるようになってしまうのです。

セルフケアで「老け込み」を防ぐ

もちろん、きちんとセルフケアをすれば、老け込みは予防できます。人は、老いに逆らうことはできませんが、年齢以上に若々しく健康に、心身のパフォーマンスを発揮させる方法があるのです。

それが、私が専門とする東洋医学。加齢とともに人が陥りやすい、老け込みやすい生活習慣を改善する知恵が詰まっています。体質的に食事・休息・生活習慣を見直し、セルフケアに努めるよう、お一人お一人に気づきを与え、「ハイパフォーマンスを維持できる体質」に変わるような仕組みを教えてくれるのが東洋医学の真髄なのです。ある意味で、薬や医師に頼らず、健康的な生き方ができる生活作りを考え直すきっかけになるでしょう。

「健康寿命」を延ばして長寿を生き抜く

最近、心身ともに自立した生活を送ることができる期間、つまり「健康寿命」を延ばす需要が高まっています。

厚生労働省の２０１８年3月9日の発表によると、２０１６年度の平均寿命（0歳時点での余命）は男性が80・98歳、女性が87・14歳。健康寿命（医療や介護に依存しなくてもよい生存期間）は男性が72・14歳、女性が74・79歳となっています。単に、生きているということではなく、健康的な生活ができる期間を延ばし、80歳、90歳まで自分の足できっちりと歩けるような健康を保ちたいと思っていらっしゃる方も多いでしょう。

せっかくの人生ですから、「いつまでも、自由に歩ける身体でありたい」「いつまでも、食事を楽しめる丈夫な胃腸でありたい」「年をとっても、頭の回転が速く、人に一目置かれたい」という願いは、夢ではなく、到達可能な目標として持ちたいものです。

私の鍼灸院には、世界をまたにかけた国内外のビジネスエリートたちが多数、通院してくださいます。**東洋医学の考えを基に、心身の不調に効くセルフケアをお伝えさせていただいていますが、皆さん、それを生活の中にうまく取り入れていらっしゃるからこそ、リタイヤしてもおかしくない年齢に差し掛かっているにもかかわらず、第一線で活躍されているのです。**

あなたもいつまでも若々しい頭と身体で生活できるようになる生活習慣に変えてみませんか？　本書を通じて、その方法を具体的にお伝えしていきます。

老け込みサインに気づくために

パフォーマンスの質が下がる老け込みという現象は、なぜ起きるのでしょうか。

一般的に、人が老け込みを強く自覚するようになるのは、おそらく、40歳前後。肌ツヤが悪く、シワが目立つようになり、髪もパサつき、お手洗いが近くなり、疲れも取れにくく、寝つきも悪くなる、食事量が少なくなる。こういった症状を自覚し始めます。

東洋医学では、これらの症状は、「気の巡りの停滞」が原因だと考えています。気の巡りが停滞すると身体を循環する「水」の巡りにも影響します。

例えば、体内を循環するリンパ液や血液も「水」に含まれます。さらに、肌の潤いや涙なども、「水」の循環による影響を受けます。

気や水の巡りが停滞し始めると、人の体質は「腎虚《じんきょ》」に偏ります。腎虚とは、「腎という働きが弱まること」を表していますが、この腎虚という体質が強くなるほど老化に悪影響を及ぼし、環境の変化に身体が適応できなくなるのです。

「腎虚」になると、疲労物質が溜まりやすくなる

腎虚を理解するために、腎はモーター、細胞は発電所とイメージしてみてください。加齢によって代謝が低くなるということは、発電量が減るということ。発電量が少なくなるとモーターを回す力が弱くなり、水を巡らせることもできなくなるのです。

このように「腎虚」になると、巡りが悪くなるので疲労物質が溜まりやすくなります。疲労物質という〝燃えカス〟が溜まることで、発電の効率が落ち、モーターの回りが悪くなり、水を巡らせる力が弱まるのです。これが「腎虚」という状態で、圧倒的にパフォーマンス力が落ちてしまいます。

体調管理を始める前に「腎虚」の深刻度をチェック

身体がバランスを崩すと、必ずどこかにその徴候が表れるものです。東洋医学の専門医は、肌の色ツヤの観察や身体のコリ、ツボの反応に触れることで、患者さんよりも早く察知することができます。

そこで、まずは皆さんが「今、どの程度、老け込んでいるのか?」に気づくための方法をお教えしましょう。ツボでチェックすることができます。ツボは現在の体調が表れるポイントであり、治療するポイントでもあります。

全身には361ヶ所ものツボがありますが、その中に老け込みが始まる時に反応が出やすいツボがあります。それが、次ページの2つのツボです。

この2つのツボを押した時に痛いと感じるようだと、かなり老け込みが深刻化している証拠です。

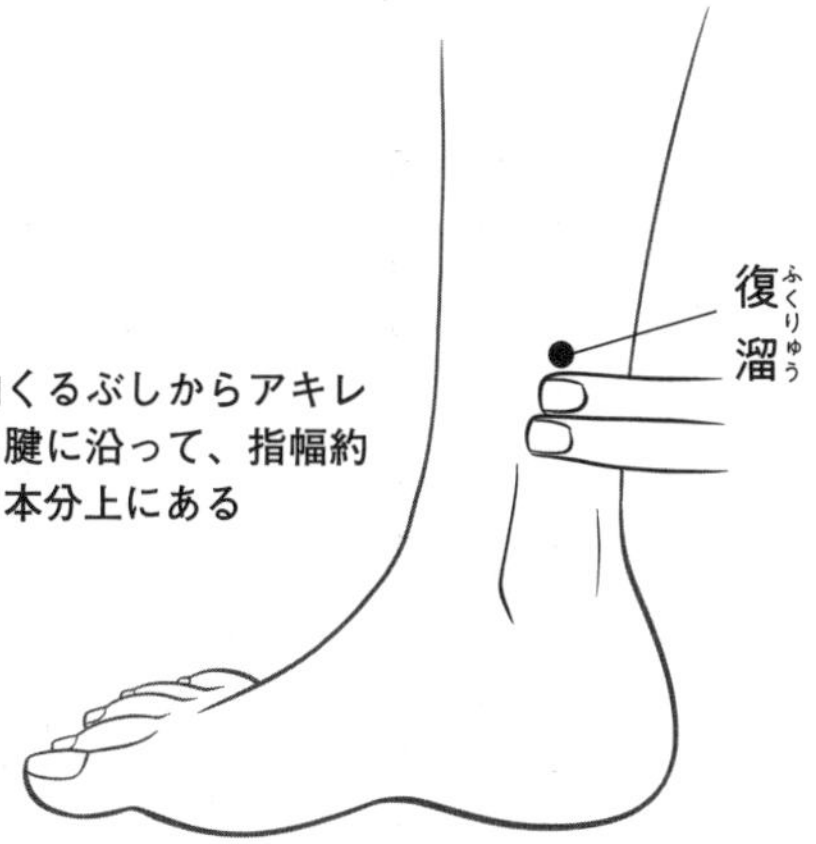

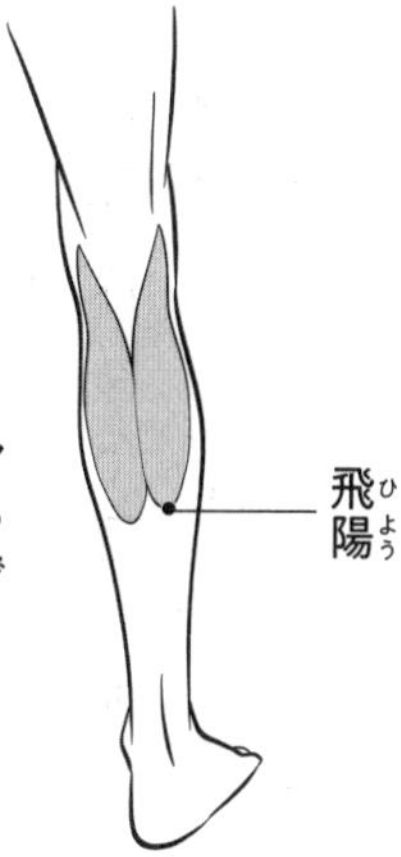
外くるぶしからアキレス腱に沿って、ふくらはぎで止まるところ

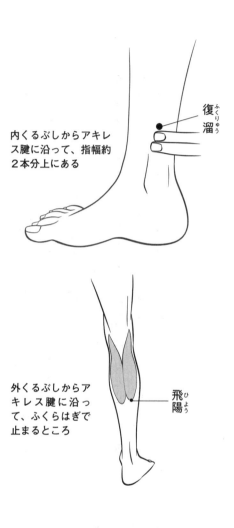

「復溜」と「飛陽」のツボで身体の状態がわかる！

まず「復溜」は腎に関係するツボの中でも、特に「腎の気の流れ」に関係しています。腎の働きが低下したことで流れが滞り始めると、押した時にズーンと響きます。鈍い痛みが感じられるようになるのです。

「飛陽」というツボは、足腰が疲れた時に反応が出やすいツボ。腎の働きが低下すると足腰に不調が表れます。疲れて前かがみの姿勢になると膝が曲がり、ふくらはぎに負担がかかることで、コリや痛みが表れるのです。押すとズキンと激痛がします。

東洋医学の極意を皆さんに全て解説することは、かなり難しいことですが、**誰でも簡単に自己診断できる「ツボ押し」なら、気軽に実践できると思います。**

身体にとってベストな状態を保つためにはまずは自分の身体を知ること。慢性疲労や頭の回転の鈍化は、老け込みが原因かもしれませんから、日頃からこれらのツボを押して自己診断されるのがよろしいでしょう。

体質によって気をつけるべき症状は違う

個々の体質に合わせて、自己治癒力を発揮させる

東洋医学は「一人ひとりの体質や状態に合わせて、身体に備わっている自己治癒力を効率よく発揮させる医学」です。つまり**東洋医学では、人の性格に個性があるように、人の身体にも個性があると考えているのです**。運動神経が発達している人、食べても太らない人、色白の人など、望んでも手に入らない特徴的な身体の個性があることは、皆さんもよくご存知でしょう。こうしたもともと持っている身体の癖を、東洋医学では「体質」というのです。この**体質に沿って「身体の長所・短所」や「罹りやすい病気」があるということに、東洋医学は注目しています**。

医師もまだ少なく、薬も手に入りにくかった時代、健やかに過ごすためには、自分

の身体の個性を知った上で、病気に罹らないよう体調管理をすることが欠かせませんでした。

一つの悩みに解決策は複数必要

東洋医学は体質の傾向によって5つにグループ分けをしており、各々のグループに合ったセルフケアの提案を行います。「一つの悩みに対して、一つの解決策（治療）」ではなく「一つの悩みに対して、いくつかの解決策（セルフケア）」で対処します。身体に無理な負担がかからない分、改善は緩やかですが、確実によい結果を生み出すという点では長けています。

では早速、東洋医学で分類している体質をご紹介いたしましょう。体質ごとに、特徴的な容姿や不調時の変化、加齢による変化があります。体調管理をする上で、自分がどの体質かを知ることは重要です。ちなみに中国では体質を5つに分類しますが、日本では4つに分けています。

次のページから4タイプそれぞれを解説していきますが、「自分はどのタイプにもあてはまらない」と思う方もいらっしゃるかもしれません。その場合は、大ざっぱではありますが、不調を感じる時にどんな症状が多いかで判断してもいいでしょう。

- **肩がこりやすい　↓　肝タイプ**
- **お腹が弱い　↓　脾タイプ**
- **風邪を引きやすい　↓　肺タイプ**
- **疲れやすい　↓　腎タイプ**

ただし、体質は人の個性と一緒で複雑に混在することもありますので、正確な体質判断はお近くの鍼灸院で専門家に見ていただくことをおすすめします。

加齢によって、「腎虚」に偏り体質が「腎タイプ」へと移行していきますが、もともとの体質からグラデーション的に症状が変化していきますので、まずは、自分がどの体質かを把握しておきましょう。そして加齢に伴い、それぞれの体質ごとにセルフメンテの方法を変えていくことが肝心になります。

肝タイプ

▶ 容姿

・キリッとした切れ長の目
・中肉中背でバランスがよい
・筋肉や肌にハリがある
・眉間が少し青みがかっている
・耳が寝ている

▶ 体調の変化

・冷えのぼせ
・こめかみ・首・肩・背中・腰までが凝る
・目が疲れやすい
・手に汗をかきやすい
・入眠困難

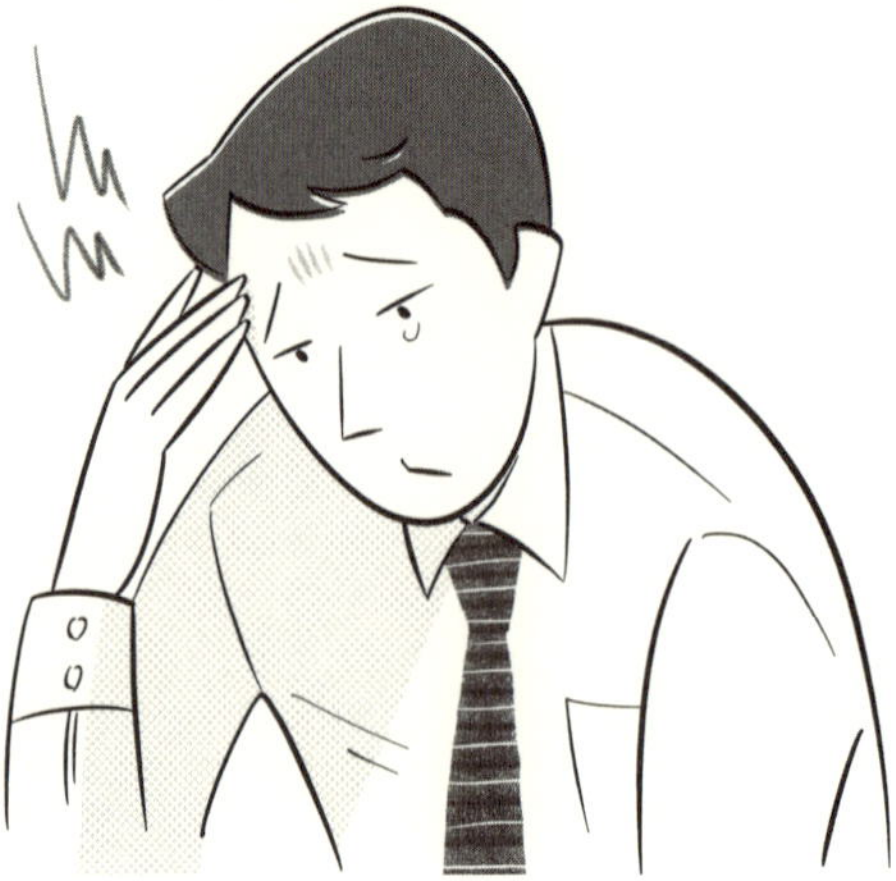

肝タイプ

▶体質

・ストレスを感じやすいタイプ。
交感神経がスピーディに働くことで、特に血圧上昇・心拍数増加・脳血流増加、セロトニン神経支配筋群（顔、首、肩、背中、腰）の緊張などが起こりやすいため。

[加齢による変化]

・若い年代の場合は一休みすることで自律神経の働きをリセットできるが、60歳になると20歳の頃の20～30％しか機能しなくなり、自律神経のコントロールも鈍くなるので、疲労回復や体調管理に苦労しやすい。

[対策]

・一般的に、腎を補って老け込みを防ぐには、深く息を吸うことがよいとされている。深い呼吸は横隔膜の奥にある自律神経のスイッチを刺激するので、交感神経のほうに偏ったバランスが戻る。

▶気質

・なんでもしっかりやりたい性格で、活動的。マジメでリーダーシップを取りたがるけれど、頑張りすぎてしまう傾向がある。

[加齢による変化]

・なんでもやりたがる性格だが、加齢によって身体がついていかなくなるとイライラする場面が増える。

[対策]

・肝タイプであっても、腎タイプ（45ページ参照）と同様に「ゆっくり休息」が求められるようになる。

脾《ひ》タイプ

▶ 容姿

- 丸顔
- タヌキ目
- 肩幅が狭い
- 身長は低め
- 二の腕がぽっちゃり
- 髪が細い
- 唇がぽってり

▶ 体調の変化

- 食欲が変化しやすい
- 冷飲でお腹を壊しやすい
- 雨の日は身体が重い
- 手足が冷える

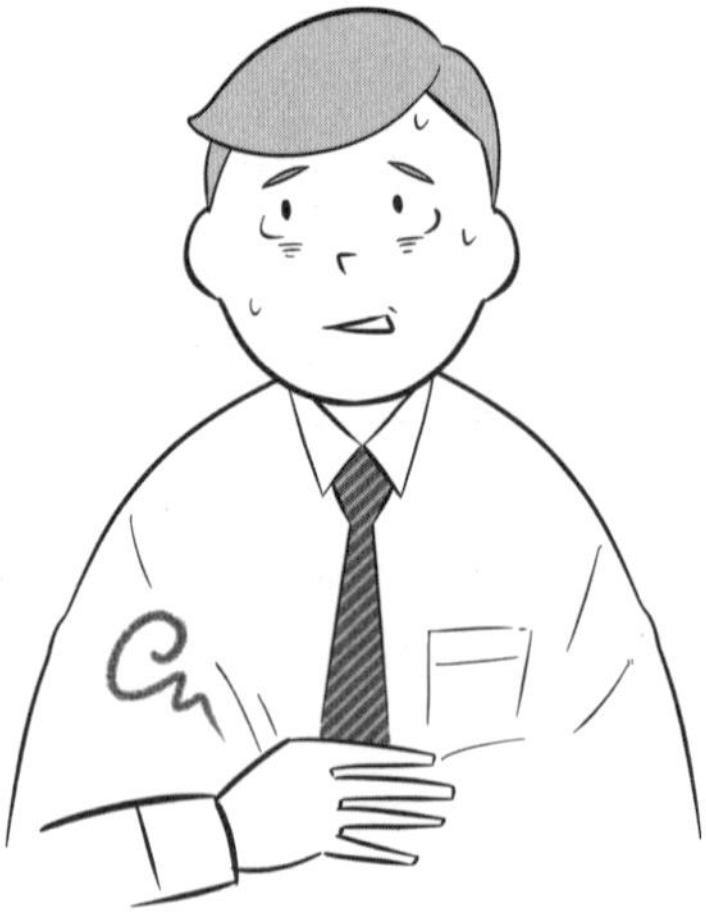

脾タイプ

▶体質

・比較的ストレスを感じにくいものの、交感神経の影響が胃腸などの働きに表れやすいのが特徴。食欲不振や過食になったり、急にお腹が痛くなったり、ストレスによって便秘と下痢を繰り返すのもこのタイプならではの症状。

[加齢による変化]

・筋肉によって動いている胃腸に影響が出やすい。加齢によって胃液などの消化液を分泌する能力も含めて、消化器系の働きが低下しやすいタイプ。

[対策]

・全身のスタミナ切れを補うためには、とにかく休むことが大切。食事を1食抜いたり、消化によい食事に切り替えたりして、胃腸に休息を与える。

▶気質

・少しのんびり屋な傾向があり、ともすると優柔不断になりがち。調和を重んじるので、前面に出ることは少ないタイプ。

[加齢による変化]

・もともと積極的なタイプではないが、加齢による腎の影響によって慎重さが増し、その流れで決断力が落ちてくる。

[対策]

・胃腸の働きを補うために「休息して腎を補う」ことが大切。食欲や味覚を正常にするため、身体の酸性化を防ぐことができる腎の鹹味（しおからみ、塩味＋苦味）の摂取がおすすめ。

肺タイプ

▶ 容姿

・身長が高め
・痩せ型
・手足が長い
・色白
・産毛が多い
・ヒゲが濃い
・胸板が薄い

▶ 体調の変化

・風邪をひきやすい
・背中が寒くなる
・肌が敏感
・悲観的になる

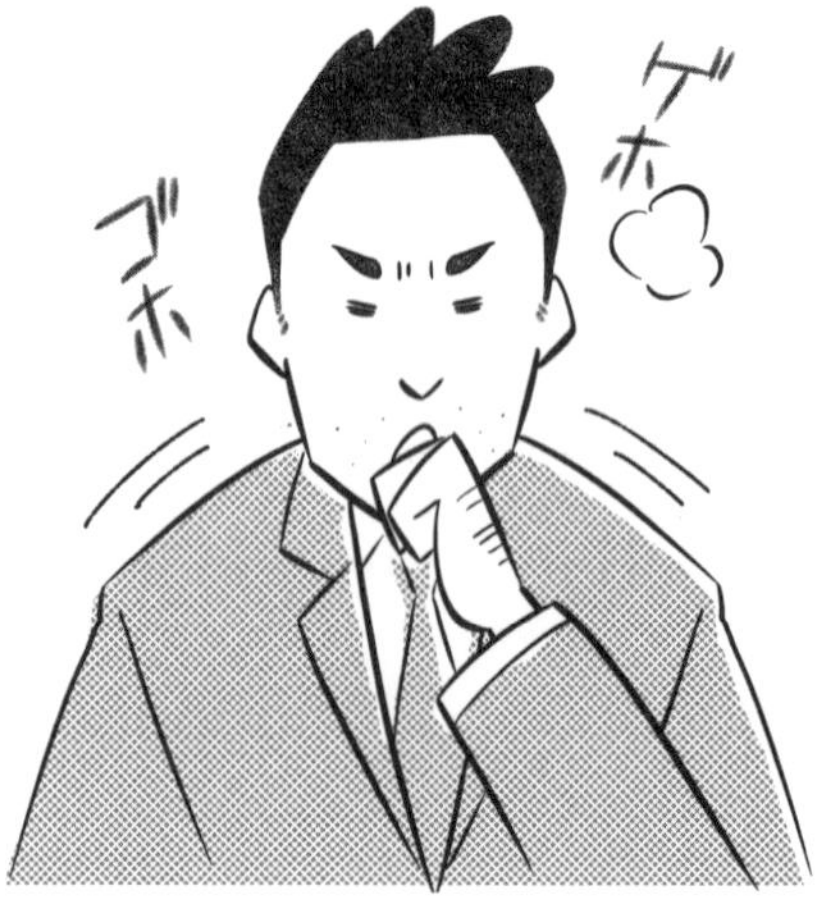

肺タイプ

▶体質

・骨格的に胸が薄く、呼吸器系の働きに変調が表れやすい。ストレスがかかると横隔膜の動きが悪くなるので、さらに呼吸が浅くなる。

[加齢による変化]

・胸郭が薄く猫背になりやすい。背中が曲がってくると、深呼吸がしにくくなり、酸素を使ってエネルギーを生み出す代謝が低下するので、全身のパフォーマンスが悪くなる。背中側の筋肉が緊張してセロトニンが働きにくい傾向にある。

[対策]

・背中をぎゅっと丸めて、肺の中に残っている空気を全部吐き出す。深く息を吸い込むためには、まずは思いきり吐き出すことが必要。息を吸い込む時は、背中の筋肉を意識しながら身体を反らす。
ストレスで横隔膜が動かなくなると自律神経を整えるスイッチが入らなくなるので、運動などをし、大きく呼吸するのがよい。

▶気質

・どちらかといえば物憂げな性格で、悲観的になりやすいのが特徴。一気に盛り上がる瞬発力はあるが持続しないので、感情の浮き沈みが目立つ。

[加齢による変化]

・全身の代謝が落ち、腎の作用が増えてくることで警戒心が強くなりやすい。猜疑心を持って人と接するようになるので、心の距離を一気に縮めようとせず、ゆっくりと関係性を築くよう心がける。

[対策]

・呼吸を深くすると身体の代謝が上がり、そのことによって活動的になるので、気持ちもしゃべり方も元気になれる。ジョギングのような運動や辛い汁物を食べると体温と心拍数が上がり軽く汗をかく。このような巡る状態を作ってあげると、このタイプの人は元気になりやすい。

腎タイプ

▶ 容姿

・肌の色が浅黒い
・髪の色が黒々としている
・耳が立っていて、少し小さめ
・まつ毛がしっかりしている
・彫りが深い

▶ 体調の変化

・白髪になったり、頭頂部が薄くなったりする
・足腰が弱くなる
・早朝に覚醒し、トイレが近くなる
・腰回りが冷える
・関節が硬くなる
・夕方に足がむくむ

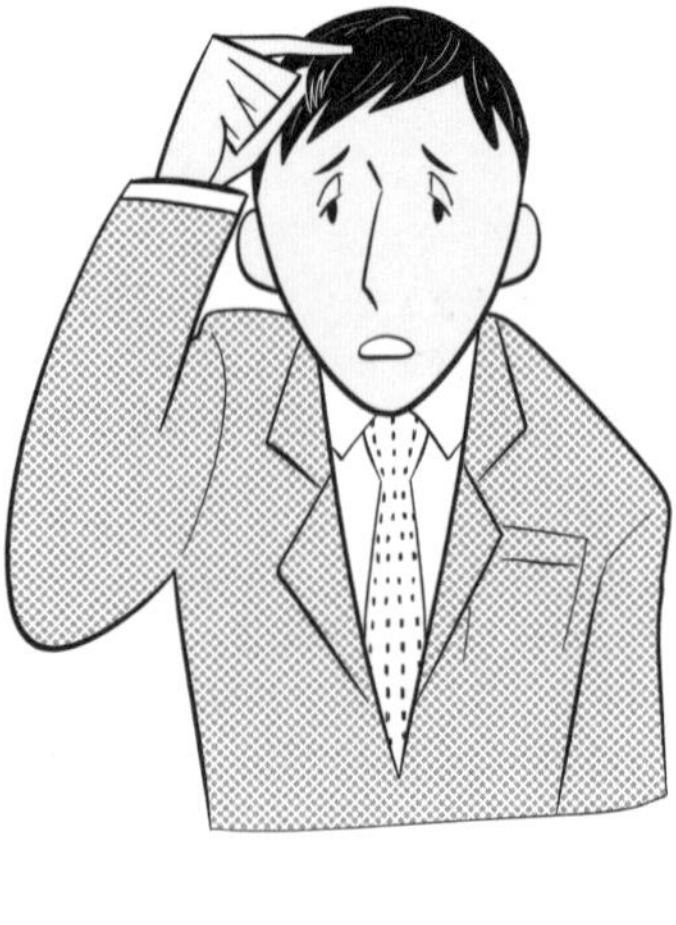

腎タイプ

▶体質

・もともと腎臓の血流量が少なくなりやすく、ストレスによって腰回りの筋肉が緊張しやすい特徴がある。下腹部への栄養が行き渡りにくいので、生殖器系の働きが悪化しやすかったり、下半身が冷えたりする。

[加齢による変化]

・ただでさえ下半身への血流が少ない上に、細胞の代謝が下がるので、下腹部や腰、膝の機能低下が著しくなる。便秘、頻尿、尿もれ、閉経、ロコモティブシンドローム等々、老人性の悩みに苦労する。

[対策]

・よく歩く、腰を温める、適度に休んでリラックスすることで、下半身への血流量を増やすようにする。

▶気質

・臆病で警戒心が強く、新しいことを始めるチャレンジ精神は乏しい。斬新なアイデアは生み出さないけれど、堅実なので失敗することは少ない。

[加齢による変化]

・変化することを嫌うだけでなく、体力も落ちてくるので、旅行に出かける予定を突然キャンセルするようなことがある。気力と体力が落ちると、継続や我慢ができなくなりがち。

[対策]

・ミネラル不足が原因で精神的な不安定さや鬱症状が表れるので、腎タイプの人には、ミネラルのサプリメントがおすすめ。
・睡眠時間の確保が最優先。

身体が衰えると自律神経が乱れ「腰痛」を引き起こす

総務省労働局の2018年1月の労働力調査によると、日本で就労している人の割合は59・1%で、男女ともにその半数が「デスクワーカー」だと言われています。デスクワーカーが慢性的に自覚している症状としては、男性では腰痛が1位、女性では2位に挙げられています。彼らの腰痛のほとんどは、デスクワークによる「姿勢の悪さ」が原因だと考えられます。

また、1995年にスイスのチューリッヒ大学で行われた研究によると、椎間板ヘルニアの痛みで苦しんでいる人たちの内、実際に神経が圧迫されたことによって痛みを感じているのは30%、残りの70%に近い人たちの腰痛の原因は、心因性ストレスだということが判明しました。一方で腰痛は必ずしも姿勢が悪いことだけが原因ではないのです。

心因性ストレスが腰痛を引き起こす

腰痛を引き起こしている心因性ストレスが、自律神経の働きを低下させているのです。私たちは、身体を緊張させたり、リラックスさせたりして全身をコントロールしていますが、ストレスを感じると、心拍数は増え、手足の血管が収縮を起こし、血圧は上がり、胃腸の働きは低下して発汗が促進します。

また、**ストレスのかかった身体は「筋肉の緊張」を引き起こします。筋肉に負担をかけているのは姿勢の悪さだけではなく、心理的なストレスも関係していることを忘れてはいけません**。継続的にストレスを感じている身体では、脳内のドーパミン量が減り、心身の元気を失わせます。ドーパミンとは、「痛みの感覚を抑える作用」があるホルモンですが、老化によってもドーパミンが減少するので、加齢で腰痛が慢性化していくのです。

見た目が「老けている」と心身は不健全

マラソンやボクシングなど、持久力が求められるスポーツでは、「アゴを上げるな」と言います。アゴを上げると背中・腰・膝が曲がり、下腹が前に出て重心が下がってしまいますが、スタミナが切れてくると、よりたくさんの酸素を吸い込むために、本能的にアゴを上げてしまうのです。**背中や腰・膝が曲がってアゴを突き出したこうした姿勢は、体力が落ちて老け込んだ時の姿勢と同じです。**

アゴが出た姿勢のままでいると、背中の筋肉が緊張した状態となり、交感神経が強く働いて、身体が興奮した状態を維持します。それにより、筋肉が硬くなり血管を締め付けてしまい、十分な血液が巡らなくなって、血圧が上がったり、胃腸の働きが低下したりする可能性が高くなります。これでは、身体が一向に休息できません。

長時間同じ姿勢のデスクワークが代謝を落とす

特に、長時間、同じ姿勢で固定される確率が高い、デスクワークはさらに身体の基礎代謝を落とす原因になります。呼吸をする時、特に息を吸う時には、横隔膜・肋間筋・胸鎖乳突筋・斜角筋・腹直筋・腹斜筋・腹横筋、そしてこれらの補助として腰方形筋を使います。

デスクワークの姿勢では胸が開きませんから、自然と呼吸は浅くなります。多くの筋肉がしっかりと動かされず、それだけで代謝は落ちていきます。1分間の呼吸数を20回とした場合、1日で行う呼吸は28800回。気づかない間に約3万回も筋肉を動かしているのですから、呼吸を深くする癖をつければ、カロリー消費と代謝アップの両方が手に入るというわけです。

また、細胞の新陳代謝が低下すると、肌の衰えが出始めてきます。肌の乾燥・血色の悪化・くすみといった見た目の老化が顕著になります。若々しい肌が保たれるのは、肌の奥底で新しい細胞が生まれ、古くなった細胞を徐々に表面へ押し出していく、新陳代謝（ターンオーバー）という仕組みが正常に働いているからですが、デスクワークで代謝が落ちると、この細胞の生まれ変わりの循環も悪くなります。

新陳代謝が落ちると見た目老化が始まり、パフォーマンスも低下

人の細胞は50億個あると言われますが、**細胞分裂は、30代がピーク。40歳を境に、分裂が止まっていく細胞が現れます。**分裂できなくなった細胞は、もう新陳代謝をしませんから、おのずと見た目の老化が始まり、パフォーマンスも低下していくというわけです。

最近の研究で、加齢に伴い交感神経が強く働き続けることがわかってきました。年をとるほど、疲労感が残りやすい原因です。この状態が続くと、筋肉を構成する筋膜の滑りも悪くなり、やがては、身体を動かすことさえ億劫になります。それにより、身体を動かす気力と体力がなくなっていくのです。

また、この症状が顔周りに現れるとシワの原因になります。肌に栄養を送る毛細血

管は、筋肉の中を通りますが、筋肉が硬くなると、血管を圧迫して、血流の巡りを悪くさせ肌の栄養不良状態が続きます。筋肉の柔軟性が失われ、それにより、額の横ジワ、眉間の縦ジワ、目尻の笑いジワ、口元のほうれい線、口角が下がって見える「への字」ジワなど、いずれも若い頃には目立つことのなかったシワが、徐々に目立ってくるようになります。これらはすべて、老化による筋肉の硬化が原因です。

できる範囲で身体の柔軟性を保つ努力を

柔らかい筋肉を保つことで、血液の巡りを改善できます。それにより細胞の新陳代謝を促進し、肌に栄養や酸素が供給され、肌を健康的に保てるようになるのです。

筋肉が柔らかい人は、健康的な肌作りの基礎ができている証拠だと言えます。筋肉を包んでいる筋膜は、コラーゲンやエラスチンといった成分でできています。筋膜が柔軟で、コラーゲンやエラスチンが豊富だからお肌もハリがあり、若々しく見えるのです。結果を出し続けるビジネスエリートに、見た目が若々しい人が多いのには理由があるのです。

ビジネスマンに現れやすい「腎虚体質」とは？

デスクワーク中心の生活が長いビジネスマンは、他の職業と比較すると、老け込みやすく、パフォーマンスの衰えを感じやすい腎虚体質の方が多いようです。

足腰を使わずにじっとしていると、血流は心臓の力だけで全身を巡ります。さらに、1日中、座りっぱなしだと、脳で酸素と栄養を大量に消費するため、全身を循環する血流が上半身に偏り、下半身を巡る量が少ない状態になります。夕方になると足がむくみ、疲労感が溜まってくるのは、この血流の偏りにより、腎臓などで疲労物質が除去されきらないままの血液が循環することが原因です。

猫背のデスクワークの姿は高齢老人の姿勢に似ている

さらに猫背でデスクワークを続けると、抗重力筋が緊張してきます。これにより、前かがみとなって身体を支える「腰方形筋」という筋肉が、重点的に凝ってくるようになります。猫背が約20度の前傾姿勢の時、腰方形筋の外側が最も緊張することがわかっています。「腰が痛い」と訴える時のコリは、この筋肉が緊張して硬くなっていることが原因です。この姿勢は腰回りの筋肉だけではなく、太腿の後ろ側にある筋肉（ハムストリングス）も緊張させます。ハムストリングスが緊張すると膝が曲がるので、横から見た姿勢は「膝と腰が曲がった猫背」、高齢の老人によく見られる姿勢になるわけです。

腰回りの筋肉が柔軟になり、抗重力筋の緊張が緩むと、全身の血流が増えます。ですから**オフィスで長時間仕事をする場合には、適度な運動によって筋肉を動かして伸び縮みさせた時のポンプ作用を利用して、血流をしっかりと作ること**がおすすめです。

習慣とは恐ろしいもので、長い間、姿勢の癖ができてしまった方は、意識して直さないと、なかなか改善することができません。

何気なく過ごしているデスク前での姿勢を、見直して体調管理を意識し、パフォーマンスを向上していきませんか？

頻尿は老け込みの徴候なのか

「最近、お手洗いが近くて……」「夜中に何度も尿意で目が覚めるんです……」という悩みを持つビジネスマンが私の鍼灸院にも通院されます。そんなビジネスマンの中には長期海外出張などを控える方もいらっしゃいます。確かに若い頃は見られなかった症状でも、40歳を過ぎたあたりから徐々に気がかりになっていくものなのです。

加齢によるホルモン減少が夜間頻尿の原因

日本泌尿器科学会のデータによると**夜間頻尿で困っている人たちは、40歳以上の男女で約4500万人もいるそうです。**夜間に1回トイレに行く人の割合は40代で約4割、3回の夜間尿がある人は60代で約2割、80代では約5割もあると言われています。

加齢に従い、身体の働きをコントロールしているホルモンの中の、排尿にブレーキをかけているバソプレッシンと呼ばれるホルモンが減ってしまうと、当然のことながら尿量が増えてしまいます。

そのような背景から、「夜間頻尿＝老化のサイン」だと言われるのです。東洋医学的には老け込むことで腎虚体質に変わり、それによって「足のむくみ」と「冷え」が顕著になり、「排泄機能の低下」につながっていると考えています。

頻尿は、「老け込み」が深刻化すると起こる徴候の一つですが、なんと20代でも起こりうるようです。例えば、就寝前にビールを飲むことを日課にしていて本当に尿が多い場合は、年齢は関係ありません。いくら若くても日頃の過度なアルコール摂取で身体が疲れきっていたり、睡眠時無呼吸症候群がある場合も尿量が増えてしまいます。

頻尿が気になり出したら、老け込みの合図。体調管理を始めることをおすすめします。具体的な方法については、第4章でお伝えします。

「イライラ」「わがまま」が増えてきたら、体力が衰えている証拠

最近、イライラして我慢できないとか、周りからわがままになったと言われるとか、精神状態の変化に薄々気づいてきているという方。

これも、老け込みが深刻化した人に見受けられる心の変化と言えます。実は、相手の話を聞くという行為には、それなりの体力が求められるのです。人が話し終えるのが待てないというのは、どこかに身体の不調が出てきている証拠と言えます。

筋力が低下するとホルモンも減少する

老け込んでいる人の身体の機能が落ちている症状として、第一に挙げられるのが筋力低下が顕著になる事。背中側についている大きな筋肉は、セロトニン分泌に大きく関わっていますが、この筋肉の筋力が低下するとセロトニンの分泌も減少するのです。セロトニンは、心と身体を心地よい状態に整えるホルモン。また睡眠、呼吸、歩行、周囲への注意、認知機能などにも影響を与えています。

つまり、**老け込むことで、身体の機能が劣ってくるばかりか、精神活動も落ちてくるのです。セロトニン減少により、「イライラ」「わがまま」が増える原因につながります。**

また、老け込んでいくと様々な事象に対して我慢ができなくなるので、「つい、～しちゃった」ということが増えるようになってきます。

言わなくてもいいことを、口が滑って言ってしまったり、理性で考えたりせずに配慮に欠けるような行動をとってしまうようになったら、身体がかなり衰えていると言っていいでしょう。

体調管理の基本は「足し算」ではなく「引き算」

基本的な身体のスタミナは、30歳までで決まると言われています。身体のスタミナを若いうちにしっかり貯蓄して、さらに倹約するのがベスト。若いうちにしっかり貯蓄しても、浪費すればすぐに破産。このスタミナの考え方は資産運用の考えと似ています。若いうちに貯蓄できていなくても、ちゃんと倹約すればベター。若いうちに貯蓄ができていないくせに、浪費癖もあれば……どうしようもありません。

周りを見渡していただくと、一見身体が弱そうに見えて、長生きしている高齢者の方々がいらっしゃることでしょう。

なぜ、彼らは長寿を手に入れることができたのでしょうか。逆に、運動神経抜群の人が、突然死に見舞われるケースもよく耳にします。**たとえ、体力気力が優れたとしても、体力気力を無駄に消費する生活を続けていると、健康寿命には逆効果だと言えるでしょう。**

何も食べないほうが回復につながる

30代まで、夜更かしをし、お酒を飲んで身体を酷使した生活を送ってきたとしても、東洋医学には、効果的な体調管理で、老け込むスピードを緩やかにすることができる知恵があります。

それが「養生」という生活習慣で、体質別に「いい休息」の取り方を教えているのです。年をとるごとに現れる「腎虚体質」の方にも取り入れてほしい休息法です。

例えば、皆さんは、疲れを感じた時、どう対処しようとするでしょうか？

たいていの方は、パワーの源になるような食事をとって回復させようとします。

実は東洋医学から考えると、これは逆効果になります。もちろん、体力を補うための食事はありますが、この方法が効果的なのは、それほど疲れていない人や基礎体力がある人だけです。

そもそも、老け込み症状が出て、パフォーマンスが落ちている人は、胃腸が弱っているため、食べ物を消化する体力が働いていません。

東洋医学が考える「いい休息」とは、栄養を補給するだけではなく、引き算の発想も大切にしています。つまり、**「何も食べないこと」がかえって、身体の機能を回復させることにつながるのです。**

食べるということは人にとっては、「体力が要る仕事」だと知っておきましょう。

人は疲れると眠くなります。腎の働きを回復させるための反応です。覚醒している間にずっと働き続けている脳を休ませて記憶の整理をさせている間に、成長ホルモンを分泌して、酷使した身体をメンテナンスする時間でもあるのです。また、自律神経もリラックスモードに入り、心臓の働きをスローダウンさせる時間でもあります。これらのリセット機能を一言で表現しているのが、東洋医学で言う「腎の働き」なのです。

ですから、時に、**効率よく体力の地固めをするためには、腎の働きを休息させてあげるのが、体調管理には一番という選択になるのです。**

体調管理をすると前向きな気持ちで生きられる

「いつまでも若々しくありたい」という気持ちは、人として自然な願望です。若々しさの定義は、人によりマチマチでしょうが、少なくとも誰かの世話にならずに、死ぬまで健康的な人生を歩みたいと考えることは大切なことです。

いくつになっても格好いい、ウェルエイジングな生き方を目指す！

私が提案するハイパフォーマンスを維持する体調管理は、けっして、「加齢をなかったことのように見せる処置」ではありません。人は当然、老います。しかし、いつも体調管理を怠らない生活をすることで、年齢を意識することなく日々を楽しむ「ウェルエイジングな生き方」ができる事を知っていただきたいのです。

これはアンチエイジングとは少し異なります。たとえ顔にシワやシミがあったとしても、姿勢よくシャキッとした立ち姿やキレのよい身のこなしができるハリウッドスターのジョージ・クルーニーを、誰が「老けていて格好悪い」というでしょうか。

心も身体も若々しいエグゼクティブは身体と向き合っている

ある一定の年齢からは心のあり方と、身体への向き合い方のギアチェンジが必要だということです。**年齢とともに、身体が欲求することが変わるのです。その変化を恐れず、また変化を無視するのでもなく、変化に上手に乗り、豊かな老いを積極的にデザインしていく姿勢が、心も身体も若々しい状態を作っていくのではないでしょうか。**

老いていく自分を見て見ぬ振りをせず、老いと向き合い、老いをセルフケアしていくことで、「前向きな人生をデザインしていく生活」ができます。今の自分をもっと元気にすることができれば、10年後の自分もきっと元気にいられるはずです。

不思議なことに、「あ～、疲れたな」と感じ始めるようになるだけで、人は思考が後ろ向きになり、表情が冴えなくなり、姿勢は猫背という負の連鎖が始まります。

心も身体も悩みが少なく健やかで、素敵な80歳、90歳、100歳を迎えるためのヒントを、この本で学んでいきましょう。

いよいよ第2章以降で、具体的な体調管理の方法を紹介していきます。

COLUMN ①

パフォーマンスを維持できなくなる危険な太り方とは？

自分の体型が適正なのかどうかを判別するために、寝転んで手鏡で自分のおヘソをチェックしてみます。

・痩せすぎ＝たてヘソ

・適正＝まるヘソ

・太りすぎ＝よこヘソ

ご自身のおヘソは、どんな形をしていましたか？

まるヘソだったという方、起き上がるとお腹がぽっこりしませんか？　これは東洋医学的にはとても健康的な状態です。一般的にはメタボ体型と思われている方も、「おヘソの形」から危険レベルのぽっこりなのかどうかが診断できます。

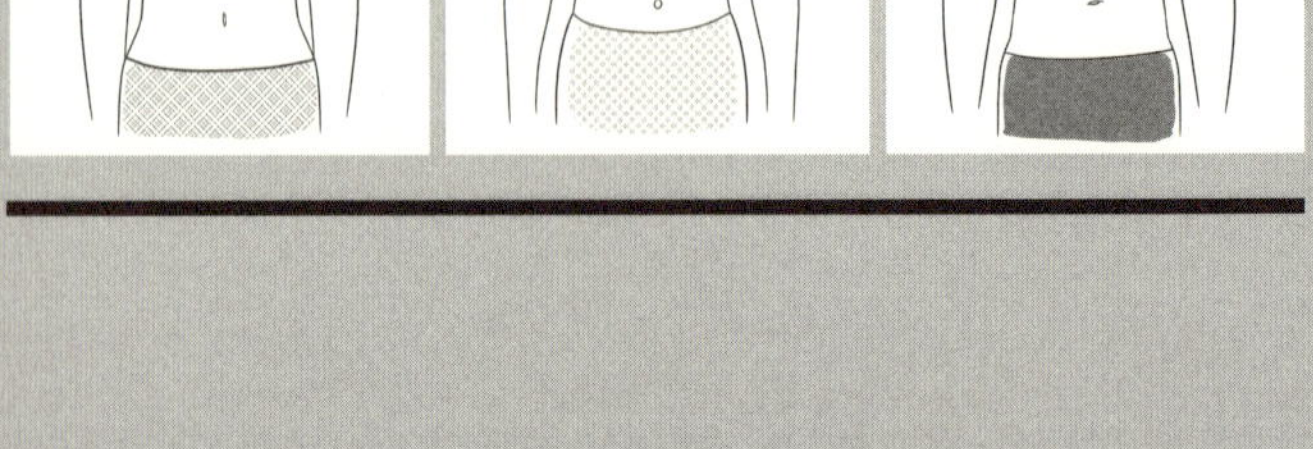

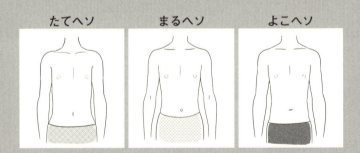

第2章

常に調子よくあるための最強の「食事」

加齢により、4つの体質のタイプが、徐々に「腎タイプ」へと偏っていき、胃腸の働きが衰えていくという話を第1章でいたしました。とはいえ、生きていくのに何も食べないわけにはいきません。むしろ毎日の食事を工夫することで、上手な体調管理ができるようになっていきます。

私がビジネスエリートの方をはじめ、潜在的に不調を抱える皆さんにお伝えしてきた「最強の食事術」をご紹介していきます。

「糖質制限」よりも「満腹にならないこと」が大切

昨今、「糖化が原因で老ける」と言われるようになり、糖質を摂ることを避けがちになっています。

考える仕事には糖質は必須！　血管を循環する糖質の25％を脳で消費

そもそも糖は、人間にとって大事なエネルギー源であり、疲労を回復する源です。脳や自律神経の働きに関わる大事な要素でもあります。

特に、ビジネスエリートに多い、いわゆる「頭脳労働者」にとっては、血管を循環する糖質の25％を脳で消費しています。糖を抜きにして、いい仕事はできません。

糖質制限ダイエットといったブームを見るに、糖質全部が悪いものだという印象を持ってしまうのは、偏った考え方だと言えるでしょう。過度の糖質制限食により、かえって、健康を害する例を聞くこともあります。

要注意！ 過度な糖質制限はパフォーマンスの低下につながる

炭水化物と糖質とを混同している方がいますが、炭水化物は、人が消化吸収できる糖質と、消化吸収できない食物繊維から成り立ちます。糖化とは、余分な糖質が、体内にあるタンパク質と結びついて細胞を劣化させる現象です。これにより、肌の弾力が失われ、シミ、シワなどの原因になるばかりか、内臓や運動機能の低下といった悪影響を及ぼすと言われています。

炭水化物だけをカットすると、食事から糖分を補給できなくなった身体は、体内の脂肪を消費してエネルギーに換え始めます。さらに**過度な糖質制限をすると、大事な筋肉のタンパク質が分解され、免疫・自律神経の調整といったパフォーマンスの低下を引き起こす原因となります。**

最新の研究では、日本で稲作が始まったのは弥生時代ではなく、今から6400年も前の縄文時代だとされています。以来、日本でお米を主食にしていたために国民が肥満だったということはありません。伝統は気候風土と人の暮らしの中から自然に生まれるもの。私たちにとって炭水化物が悪者であるはずがないのです。

糖質との向き合い方も同じです。糖質は、人の身体にとっては欠かせない栄養素。依存しない程度に食べるのなら私は全く問題ないと考えています。

老けやすい糖質とは、糖質そのものではなく、糖質と脂質が組み合わさった食品なのです。また、中毒性が高いカフェインとの組み合わせにも注意してください。「脂質・糖質」「糖質・カフェイン」「脂質・カフェイン」は依存性が高い組み合わせだと覚えておきましょう。代表的なのが、ケーキやシュークリーム。「依存を招く食品」と言えるでしょうか。これに対して、ドライフルーツなど脂を使わない糖の場合なら、取りすぎる危険性も少ないでしょう。

ビジネスエリートはいつも腹八分目

ただ、ケーキやシュークリームなどを一生絶対に食べてはいけないという事ではありません。「ほどほど」を心がければ、依存せず、身体が必要とする糖質をうまく取り入れることができます。そのためには、「満腹になるまで食べない」ということが何よりも大事なことです。腹八分目を心がけていれば、満腹感に依存する食べ方には陥らないでしょう。

パフォーマンスが落ちた時こそ、胃腸などの臓器に余計な負担をかけることなく、身体の回復にエネルギーを注げるような食事習慣を取り入れる事が大切です。

菜食重視は、老け込みを加速させる

「健康のために野菜を食べましょう」と言われますが、野菜ばかり食べているわけにはいきません。ヘルシーな食事を心がけることは大事ですが、菜食偏向になると、身体に「虚証」が現れると東洋医学では考えます。虚証とは、生命力が弱って、身体の機能が低下した状態。結果、気の流れが停滞し、気力が衰えます。

タンパク質不足は、精神的にも落ち着かなくなる

タンパク質ばかりを摂ると身体は酸性になるので、確かに老化が進むということになります。そのために菜食を選ぶ人もいるようですが、過度の菜食中心の食事でタンパク質が不足していくと、髪の傷みや肌荒れの原因となり、精神的にも落ち着かない

状態を作ってしまいます。外見上でも、老け込んだ顔つきになるのです。

もともと人間は雑食によって身体の機能を維持するように進化してきました。適度なバランスで野菜と肉を摂りましょう。例えば、「野菜：肉＝３：１」というバランスを目安に、毎度の食事を見直してみてください。

東洋医学では、緊張状態からリラックス状態に持っていくのが治療の目標です。老化に伴う**「不調」の多くは、交感神経が優位に働いて身体が緊張する事が原因で起こります。そこで、副交感神経を働かせて身体をリラックスさせる解決方法が、東洋医学の目指すところです。**食事で美味しいものをバランスよくいただいて味を楽しみ、リラックスすることも大切です。

「一口を小さく」して、ゆっくり食べる

幼い頃から、「食べるときは、よく噛みなさい！」と躾《しつけ》を受けた人もいらっしゃるでしょう。食べるときによく噛むことは、胃腸での消化吸収を促す効果や、唾液に含まれるアミラーゼにより、食べたものを美味しく感じさせる効果があります。噛むことで、食事に含まれるでんぷん質を麦芽糖に変え、胃の中でスムーズに消化吸収できるようにしてくれます。

しかし、「100回噛みなさい」といった昔から言われている食事習慣を実践するのは、なんとも面倒なもの。100回噛むことを習慣にできない人がほとんどのはずです。噛むことばかりに意識を向けると、「噛まなくちゃ」というプレッシャーのために身体が緊張してしまい、食事そのものを楽しむ余裕がなくなってくるものです。

たとえ噛む回数が少なくとも、食事の時間を健康的にすることができます。おすすめしたいのは「一口を小さくする」ということ。いつもの半分くらいの量にする、と意識するだけで構いません。こうすると、自然に噛む回数を増やすことなく、食事ができます。

寝ても取れない疲れは胃腸疲れが原因

老け込んでパフォーマンスが下がった身体では、まず、胃腸の働きが弱まります。消化吸収する胃腸の働きが弱まるので、食事量が減り食が細くなっていくと、パフォーマンスが低い身体になります。特に、最近、**寝ても取れない疲れを強く感じているけれど、健康診断では問題ないという人ほど、まずは胃腸の衰えを疑ったほうがいいでしょう。**

たまに、3食のうち1食を抜くというような軽いファスティングを試してみるのも効果的ですが、食事を抜くことが耐えられない人もいらっしゃると思います。そのような方には、シンプルですが前述の「一口を小さくする」というのは有効です。

一口を小さくすれば、たとえ、噛む回数が少なくとも、胃腸に負担がかかりにくくなります。食べ物を噛む目的とは、胃腸で消化吸収しやすい大きさにすることなので、口に入れる段階で、ある程度、大きさが小さければ、当然消化吸収しやすいのです。

一口が小さくなると、自然に時間をかけた食事になります。ゆったりとした時間をかけた食事は副交感神経を刺激するようになり、胃腸の消化吸収能力を高める働きが出てきます。このように胃腸のパフォーマンスを高める食べ方に気をつけておけば、年をとっても若い時と変わらず食事を楽しめるようになります。

食べ方の工夫で、若い時と同じようなハイパフォーマンス生活を送ることができるのですから、食事の仕方の見直しは、あなどれませんね。

パフォーマンスを上げる一点集中の食べ方

日々忙しいと、「ゆっくり噛む」ということがなおざりになっていることでしょう。この「早食い」「どか食い」はパフォーマンスを落とす食事の取り方です。

仕事のパフォーマンスを上げるためには、「早食い」は絶対NG

脳の満腹中枢が刺激され、満腹感を覚える時間は食べ始めから15分。早食いで、5分で終える食事だと、そもそも、満腹感を得る前に、食事を終えてしまうような状態と言えます。

仕事でもパフォーマンスがいまいちな時は、胃腸の働きも弱く、消化不良となり、必要な栄養摂取ができていない状態です。場合によっては、内臓脂肪を増やす原因にもなります。

常に結果を求められるビジネスエリートこそ、早食いにならないよう食事の摂り方に気をつけているものです。無駄なカロリー摂取を防いで、必要最低限の栄養を摂る。そうすることで、お金、時間の効用価値までも最大化しています。

食事の盛り付け方で余分なカロリーを断捨離！

効果的な食事を取るために盛り付けに工夫をこらすとよいと言われている通り、**確かに、余分な栄養を摂取せず胃腸に負担をかけない一つの方法です。**

コンビニ弁当やスーパーで買った惣菜でも、そのままの容器で食事をするのではなく、一度、別のお皿に移し替えることなど、とてもささいな事なのです。

お皿に並べ替えることで、衝動的に食べるということを防ぐこともできるし、そもそも、あっという間に食べてしまいそうな量でも、きれいに盛り付け直すだけで、ゆっくりと食事を味わう気持ちになります。

接待で利用する懐石料理をご覧になっていただくと、「盛り付け効果」を実感いただけると思います。一皿ずつ運ばれてくるこのシステムは、お腹に優しく、かつ満足感が得られる理想的な食事法です。胃の負担を軽くするために考えられた茶道の懐石料理の知恵は高級料亭だけのものではなく、日常生活で活かせる知恵の宝庫とも言えるでしょう。

さらに、**一人で食事をする時は、食べるという行為以外の一切の行為を遮断することもおすすめです**。見る・聞く・感じるといったあらゆる五感を「食べる」という行為に一点集中することで、マインドフルな状態になります。例えば、箸をつける、口に運ぶ、料理が喉元を通り胃腸に吸収される感覚を「意識して」行うのです。食べることに集中している習慣が続けられると集中力までも鍛えられます。

いずれにせよ、身体を老け込みにくくし、ハイパフォーマンスを維持するには、普段の食事習慣の見直しが欠かせません。食べ方を工夫するだけで、仕事でもプライベートでもよいパフォーマンスを発揮できます。

意外！　「刺身」は老け込みやすい食材だった

加齢とともに味覚の変化が起こることは実感としてご存知でしょう。消化器系、ホルモンなどの影響を受け、肉類より魚類を好む方が増えてきます。加齢に伴い、身体が欲するようになるタンパク質が豊富だからではないでしょうか。

実際、魚には、パフォーマンスが落ちた時に欠かせない、良質な脂質が含まれています。オメガ3脂肪酸やミネラルも豊富で、栄養バランスがいい食材です。オメガ3脂肪酸は、血液をサラサラにして血行をよくする効果があり、免疫系機能を高める作用があります。

しかし、魚類を食べる時は注意が必要です。**できるだけ生食、つまり刺身のような料理を過剰に摂取しないほうがいいということです。**

東洋医学的にみると、私たち日本人の体質にとって、刺身などの魚類の生食は、パフォーマンスを下げる不適合食材と言えるのです。そもそも、日本人は、胃腸が弱く湿度に敏感な民族。生食や冷えたものが多いと、胃腸に負担がかかり、パフォーマンスを下げてしまいます。

寿司屋の「ガリ」には箸休め以上の利点がある

もし、刺身のような魚類の生食を食べるなら、「甘酢の生姜」といった身体を温め、気を巡らせる作用がある食材を一緒に食べることをおすすめします。

寿司屋に行くと必ず出される「ガリ」が、甘酢の生姜です。一緒に食べることで、胃腸に負担のかかる魚類の生食であっても、消化を促し、身体の冷えを防ぎながら、さらに気を巡らせる効果もあるのです。また「大葉」も効果的な食材です。大葉にも身体を温める作用や気を巡らせる効果があるからです。βカロテンも豊富で、老化防止となる抗酸化作用も高い食材です。

パフォーマンスを上げる魚は「シラス」「ししゃも」「鯖」「鰺」

魚の抗酸化ミネラルが、老け込みを予防する

パフォーマンスを高め、老け込みを予防するには、抗酸化ミネラルを摂ることが大事です。カルシウム・マグネシウム・鉄・亜鉛は必須ミネラルと言えるでしょう。

その点から考えると、**ビジネスマンの方におすすめな魚類は、小魚系です**。例えば、「シラス」「わかさぎ」「ししゃも」といった魚がいいでしょう。なぜなら、魚の身だけでなく、小骨や内臓も一緒に摂れるため、カルシウム、マグネシウム、亜鉛といった抗酸化ミネラルを豊富に摂取できるからです。地域によっては、鮮度がよく、刺身や寿司ネタとして生食が好まれる時期があるそうですが、できれば、茹でたり、焼い

たりしたほうがいいでしょう。オメガ3脂肪酸は基本的に熱に弱いので、調理熱によって表面は酸化しますが、皮の中に十分含まれている状態になっています。

小魚系以外の魚類では、認知症予防に名高いDHAやEPAといったオメガ3脂肪酸が豊富な青魚（イワシ・鯵・鯖など）もおすすめです。マグロ、カツオなどの赤身の魚には、水銀などの重金属系ミネラルが含まれています。重金属中毒の原因になり、どんなに寝ても抜けない疲れを発症させる原因にもなるので注意しましょう。

青魚を食べると、GLP-1というホルモンが小腸から分泌されることが最近の研究でわかってきました。これにより、食後の血糖値の急上昇を抑えるだけでなく、胃の内容物の排出を遅らせて満腹感を高め、余分な食欲を抑える作用があることがわかってきたそうです。**青魚系であれば、少量でも食事の満足感が得られるということですから、日々のパフォーマンスを上げたい人にはベストな食材**と言えます。

特に、「鯖の味噌煮」は、最強の滋養強壮料理と言えます。青魚である鯖と、後述しますが、発酵食品である味噌の組み合わせは、パフォーマンスを高めたい人には最強の料理なのです。

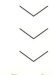

健康によいイメージの玄米食の落とし穴

あなたは和食の時は、白米を食べますか。それとも、それ以外の玄米や雑穀米のようなご飯を好むでしょうか？

私がそう言うと、皆さんびっくりされますが、まず「玄米」はおすすめしません。特に、**40歳以降は、玄米より麦飯をおすすめしています。**

玄米を常食にする健康志向は捨てよう

マクロビオティックなどの食事療法で、玄米が栄養の完全食として注目を受けたことは、健康意識の高い人なら周知の事実でしょう。しかし、私の経験からも、40歳を過ぎた頃からパフォーマンスを高めたいならば、「玄米を常食すること」は、おすすめできません。

玄米には不溶性食物繊維が多く含まれています。この食物繊維が消化しにくく、胃腸に負担をかけてしまうのです。食物繊維を構成するセルロースは一般的に消化されにくい物質なので、排便の時にしか、体外に排出されません。この作用が、玄米に求められる排毒効果、つまり、デトックスだというなら、玄米食を習慣にしないで、他の方法を選ぶほうがパフォーマンスを高める上では健康的だと考えます。もし、玄米に含まれているミネラルの価値を求めるなら、サプリメントで補うほうが得策ではないでしょうか。

玄米より麦飯を食べるほうがいい理由

加齢により腎虚体質になった身体の消耗エネルギーを小さくするため、毎日食べることの多いお米も消化がよく、血糖値が上がりにくいものを摂りましょう。それが白米より確実にカロリーが低く、水溶性食物繊維で消化もよい麦飯です。

麦に含まれるパントテン酸は、胃酸分泌を促したり、副交感神経の働きを正常化させるアセチルコリンを合成したりする作用があります。しかも歯ごたえが十分あるので、食事の満足度も高くなります。

とろろ麦飯が老け込みを予防する

特に、「麦飯と山芋」は理にかなっている組み合わせと言えるでしょう。そう、定食屋さんにある「とろろ飯」です。白米の事が多いので、ぜひご自宅で「麦飯＋とろろ」の食事を試してみてください。

山芋には、腎虚体質になった身体を回復させる効果が高い「ムチン」という栄養素が多く含まれています。とろろのネバネバがムチンですが、このムチンを定期的に摂ることで、手軽に老け込みにくい身体が作られていくのです。

ハイパフォーマンスは「間食」でも作られる

甘味には、交感神経が優位になった身体を緩ませ、副交感神経を働かせる役目があります。特にビジネスエリートの方であれば、仕事に高度に集中したり業務上のイライラが募ったりと、交感神経が高ぶっている状態が続きます。**パフォーマンスを高めたいと思ったら、間食はぜひ取り入れてほしいものです。**

ブドウ糖を摂取できる甘いおやつが仕事効率を上げる

気分が落ち込んだ時は、血糖値が上がる甘味のブドウ糖を摂取すると、エリスリトール（血糖値が上昇しない甘味）やデキストリン（血糖値が上昇するが甘味はない）を食べた時と比べて、活気が上がるという結果が、独立行政法人農畜産業振興機構の実験で得られています。

忙しい時ほど、甘いおやつを口にしましょう。自然と表情が柔和になり、気分も穏やかになるものです。それに記憶力が高まることもわかっていますから、仕事の時には適度の量の「甘いもの」がおすすめなのです。

東洋医学では、甘味は気の巡りをよくする五味の一つ

東洋医学では、甘味は消化吸収を整え、陽気を上げて気の巡りをよくする五味の一つだと教えています。日々の生活で気づかず消費されていく体力を、適度に補充する作用があるということです。

ただし、**依存的に甘味を食べると、過剰に偏った副交感神経が働くので脱力感などをもよおすようです。適度な量の甘味なら逆に推奨できます。**1日に必要なカロリーの約60%をブドウ糖で補給するのが、効率のよいエネルギー補給だと言われており、成人男性ならば1500kcal、女性ならば1200kcalが目安となります。

間食でおすすめなのは、ケーキなどの西洋菓子よりも「和菓子」です。大福、おはぎといった「アンとお餅」のお菓子がいいでしょう。砂糖の甘さより、もち米のやさしい甘さがメインになっています。また西日本ではおなじみの、おはぎについている青海苔は補腎効果が高い食材で、老化防止にもなります。

減量中なら、五味で間食を選びたい

年とともに体重が増え減量を目指す時は、総合摂取カロリーをコントロールしたいもの。そこでダイエット効果が期待できる間食としておすすめなのが、「スルメイカ」です。「スルメイカ」は、噛む時にアゴに適度な負荷をかけるので、セロトニンを増やす効果があります。

スルメイカは腎を補う最強のおやつ

乾燥したスルメイカには、腎を補う要素が豊富に含まれています。脂質や糖分が少なく、タンパク質、タウリンが豊富です。タウリンは、血中コレステロールの減少、貧血予防、血圧の正常化に効果をもたらす栄養素。老け込み予防にはぴったりな食材なのです。

しかも**硬いものを時間をかけて食べるため、脳の満腹中枢をゆっくりと刺激しますから、少ない時間で満足感が高まります。お腹が空いたら、おやつの代わりにスルメイカを食べてみてはいかがでしょうか?**

噛むことで副交感神経が活発化します。それにより、胃腸の消化吸収を促進する働きも高まります。さらに噛むことを続けると、唾液がよく分泌されるようになり、最高の胃腸薬になります。

加えてアゴの筋肉が鍛えられることで、全身の血流量も増え、脳の刺激になるので、ボケや認知症の予防になるでしょう。

スルメイカ以外では、お土産として有名な京都の生八つ橋は、米粉とニッキの組み合わせが絶妙です。甘味は陽気を増やし、ニッキは気を巡らせる作用があるので能率向上と、補腎効果が高いです。

「羊肉」で代謝を上げてパフォーマンスをアップさせる

年をとってくると、肉食を避ける方がいらっしゃいます。しかし、完全に肉を食べないでいると、タンパク質不足が懸念されます。

肉には様々な種類がありますが、東洋医学から見ておすすめの順番は、「羊＞豚＞鶏＞牛」。これは燃焼効果が強いカルニチンが多い順番で、脂肪の燃焼を加速させます。**羊肉が一番、心身を陽気にさせて体力をリカバリーさせる肉と言えます。**

体力をつけるために日常的に食べるなら「豚肉」

老け込みの原因と言われる「糖化」を防ぎ糖質をエネルギーに変えるビタミンB1が豊富なのが豚肉です。東洋医学では、スタミナをつけるために選ぶ食材として豚肉が挙げられています。事実、ビタミンB群や亜鉛が豊富で、疲労回復を促進します。

中華料理店で選ぶなら、黒酢を使った「酢豚」を

豚肉の料理はたくさんありますが、例えば、中華料理でおなじみの「酢豚」はおすすめです。身体を酸化しにくくさせ、老け込み速度を落とすスタミナメニューと言えるでしょう。

酢を使って調理することでタンパク質の加水分解が起きるので、かたまりの豚肉でも柔らかくなって食べやすくなり、胃もたれを防止することもできます。定食にして副菜や付け合わせの野菜がたっぷり摂れるに越したことはありませんが、野菜が少なくてもアルカリ性の黒酢を使っているので大丈夫です。

昔から頭の熱を取ると言われる「鶏肉」

糖質オフが広く知られるようになり、鶏肉は優秀食材として重宝されています。東洋医学では、補腎効果が高く、老け込みを回復させる力がある食材とされています。**確かに鶏肉は脂質も少なく、ヘルシーな食材としても好まれていますが、それ以上に身体を温め、消化器系の働きをよくする効果もあなどれません。**

脳疲労回復に効果的なタンパク質・アミノ酸

最新の研究によると、疲労を感じた時、FF（ファティーグ・ファクター）というタンパク質が血液中に出ているということがわかっています。

また脳が疲労している時は、このFFによる疲労を、FR（ファティーグ・リカバー・ファクター）というタンパク質が回復させるという研究結果に注目が集まりました。FRを増やすには、イミダゾールペプチドというアミノ酸を摂取するとよいのですが、この成分は、鶏肉に多く含まれています。

結果を求められるビジネスマンやデスクワーカーの脳疲労の回復に、鶏肉はぜひ摂っていただきたい食材と言えるでしょう。

鉄分豊富で、疲れの溜まった血流を改善する「牛肉」

東洋医学では、元気を出すために牛肉を食べることを推奨しています。特に、**牛肉に豊富な鉄分は、血液のパフォーマンスを上げて全身に栄養を送る手助けをしてくれます。**

とはいえやはり食べすぎは厳禁。特に牛肉の脂身は厄介なものなのです。脂身が胃を通過して十二指腸に届くと、油分を分解するための消化管ホルモンが出ます。このホルモンが分泌されている間は、胃の働きが鈍くなります。これが、胃もたれの原因です。また、油脂が溶ける温度が40~50度と、肉の中で最も高い牛肉のロース油脂は、胃腸にかなり負担のかかる食材と言えます。加えて、油脂を分解する過程で身体の酸化も進みます。

しゃぶしゃぶを食べる時は、野菜から！

牛肉を摂取する時の改善策としては、油脂を食べる段階で取り除くように心がけること。そのことが胃腸の働きを活発に保ちやすくします。

牛肉のメニューの中では、「しゃぶしゃぶ」はおすすめです。**しゃぶしゃぶを食べる時は、牛肉を食べる前にたっぷりの野菜を召し上がってください。**

野菜の後に牛肉の順番で食べると、しゃぶしゃぶの牛肉は薄切りなので、さっと湯通しするだけで脂身が溶け、アルカリ性のポン酢で食べることもあって、胃の負担をかなり軽減し、老けない身体を保つことができます。

「朝の緑茶」はコーヒーの10倍パフォーマンスを上げる

私の鍼灸院を訪れるビジネスマンには、「会社では、コーヒーばかり飲んでいます」という方がたくさんいらっしゃいます。

世界で最もコーヒー消費量が多いのは、アメリカ。次いでブラジル、3位のドイツに続いて日本は第4位です。日本のコーヒー消費量は、1日あたり平均で約3杯。日本で最も消費量が多い京都では、約4杯だと言われています。

確かにコーヒーが焙煎された香りは素敵ですが、苦味は毒物としてのサインだということが旭川医科大学の研究でわかっています。本能的に人が好む味ではないはずですが、嗜好品として世界中ですっかり定着しています。

人々の生活に定着しているコーヒーですが、クロロゲン酸・リンゴ酸・クエン酸やコーヒー豆の微粒子などによって残る独特の口臭は、気になる人も多いのではないでしょうか。

緑茶はもともと漢方薬として伝来

コーヒーのカフェインに覚醒する作用があることは確かです。ただし、**カフェインの作用以外の効能や、身体全体の気の巡りで考えると、同じカフェインを含む飲みものなら、緑茶のほうが日本人の食生活のバランスに合っています。**

もともと緑茶は、解熱・眠気さまし・胸の病や心身の滋養強壮に使われる漢方薬の一種として、鎌倉時代に日本にもたらされました。僧侶・栄西が深酒の癖があった源頼朝に献上したという記録があります。

緑茶には、咳、高血圧、寝汗といった症状を抑える薬効があり、体内の熱を下げる利尿作用、胃の働きを活発化させるという生理的な反応を利用した胃薬と同じような効果があります。また、緑茶の苦味は、食欲を増進させる効果も期待できます。

2015年には「国立がん研究センター」の予防研究グループが、緑茶を飲む量が多い人ほど心疾患・脳血管障害・呼吸器疾患による死亡リスクが低くなるというデータを発表しました。

また2013年の明治国際医療大学と京都府立医科大学の研究では、緑茶を飲んだ30分後に副交感神経の働きが活性化し、特に精神的な疲労の回復や免疫に深く関係するNK細胞の活性化が認められました。

懐石料理にみる日本の食文化はとてもよく考えられており、「食前にはほうじ茶（番茶）」を「食後には煎茶（緑茶）」を出すようにしています。**ほうじ茶の香りにはリラックス作用があるピラジンが含まれており、加えて低カフェインなので、胃腸の働きをよくします。また食後に緑茶を飲むとカフェインによる満腹中枢の刺激が起きるので、感覚的にもお腹が満たされ満足感が得られるのです。**

他にも緑茶には抗酸化作用があるカテキンと、体内でビタミンAの働きをするβカロテンがたくさん含まれています。もちろんビタミンB・C・Eも含まれているので、ルックスを若く保ちたい方にも効果が期待できます。また**1日に5杯以上飲んでいる人は、全死亡リスクが低くなっていたというデータもあるのです。**

私の鍼灸院では、日本にお茶の種を最初に持ち帰ったといわれる最澄が開いた、滋賀県の山間にある小さなお茶畑で採れた、「朝宮」のお茶をお出ししています。

パフォーマンスを高めたいなら「鰻の蒲焼き」より「鰻の白焼き」

「土用の丑」とは、江戸時代に発明家として名を馳せた平賀源内によって命名されたとわれていますが、蒸し暑い夏にスタミナ補給のため鰻を食べるという習慣は、本当は売り上げが伸び悩む夏の鰻屋にお客さんを呼び込むためのPRだったという説もあります。

鰻には、疲労回復、老化防止、中性脂肪を減らすビタミンが豊富

しかしながら夏に鰻を食べる習慣は古くからあり、万葉集には「夏痩せには鰻を食べるのがよい」という歌が記されています。ビタミンAが風邪予防や発育に働き、鰻一匹で必要な補給量を容易に摂ることができます。

その他、疲労回復に効くビタミンB、鰻の小骨（カルシウム）を吸収する時に必要なビタミンD、老化を防ぐビタミンE、中性脂肪を減らすEPAなどが豊富に含まれている、栄養の宝庫なのです。

かつては塩や酢味噌で食べられていた鰻ですが、江戸の頃から蒲焼きが主流となりました。牛肉や豚肉に比べて胃の負担は軽いですが、それでも魚としては脂が多い部類に入ります。これを食べやすくするために、食欲増進や健胃効果がある山椒をかけて、元気が出る甘辛な蒲焼きに仕上げるのが一般的になりました。ここに奈良漬を添えれば、ビタミンやミネラルの吸収がさらに増します。

パワーアップだけを考えると、蒲焼きがいいのですが、腎を補うには、鰻の白焼きのほうがいいでしょう。蒲焼きは、味付けにみりんを使いますが、塩味だけの白焼きなら腎を補う働きだけを得ることができます。また白焼きに使うわさびは、気を巡らせる働きがあり、腎を補って老化を防ぐ食材と言えるでしょう。

一流は味覚でパフォーマンスを上げている

人は食べたもので身体を作るので、食材に気を配ることは大切なことです。でも、そのことに囚われてしまい、日々の食材の正誤判断をし始めたらキリがありません。

東洋医学では、「味覚で選ぶ」ということを大切にしています。この本のテーマである、**若々しい身体を保ち、スタミナをつけてパフォーマンス力を高めるには、鹹味（しおからみ）がよいと伝えています。**

鹹味は塩味とは違います。精製された海水塩ではなく「塩味＋苦味」を呈する天然塩や岩塩の味です。塩味は筋肉の働きや栄養素の吸収などを受け持つナトリウムの味で、苦味は血液循環を促進したり、神経の興奮を抑えたりする働きを持つマグネシウムの味なのです。

東洋医学の「味覚を選ぶ」知識でパフォーマンスに差をつける！

実は、人の身体は、「ミネラルの苦味と糖分の甘味」を感じた時に、栄養補給ができたということを脳が察知します。少ない食事量であっても、高い満足を得られるような味覚を選ぶことで、体調が整い、パフォーマンスがアップするような栄養補給ができるのです。

こうした知識を知っているだけで、日々のパフォーマンスが大きく変わってきます。

高血圧と塩味、鹹味の関係を知っていますか

年齢が高くなると、高血圧を心配する方が多くなります。塩分が多い食事は、パフォーマンスが上がるけれど、高血圧症にならないか心配だと思われる方もいらっしゃるでしょう。

精製塩は99%以上がナトリウムですが、天然塩は80%以下。残りはマグネシウムやカリウムなどのミネラルが含まれています。マグネシウムには血管のポンプ機能を補う作用があり、カリウムには塩分を排出する作用があります。

パフォーマンスを落としたくない方は、普段の食事に天日干しの天然塩や岩塩を選んでみてはいかがでしょう。東洋医学で推奨しているのは、ナトリウムの塩味とミネラルの苦味を合わせ持つ、この鹹味なのです。

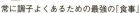

健康的な塩分摂取量は1日6グラム未満

医療の世界では、1日の塩分摂取は6グラム未満を推奨しています。実際に調理をする時に一人分で作ることは少ないので、実際にイメージすることは難しいのですが、小さじ1杯程度が5~6グラムになります。ラーメンにすると、スープを飲み干すと約8グラムの塩分を、半分を飲むと約5グラムの塩分を摂ることになるようです。

厚労省で推奨する1日に必要とする塩分は、味覚的に物足りなさを感じる量だと思います。高血圧など循環器系の疾患を治療中の方が減塩をしなくてはならない場合、スパイスを使って塩分や油脂を減らし、美味しくいただく工夫をします。日本食なら濃いめの「出汁」を使い、フレンチならば「ブイヨン」を際立たせます。

淡い味で身体に優しい食事もいいのですが、やっぱり味の輪郭がハッキリしているほうが美味しいですよね。たまに自分で料理をするという方、塩は天然塩や岩塩を量に気をつけて使うようにし、カレー粉、トマトペースト、生姜、シソ、ゴマなどを活用し、パフォーマンスを維持する食事を楽しんでみてください。

大事な会議前日の飲み会、二日酔いを防ぐ「酢の物」

適量のアルコールには、気血を巡らせ、パフォーマンスを高める効果があります。長寿の人に、アルコールを嗜む人が多いという統計もあるほどです。

体調管理を考えつつお酒を楽しむなら、お酒と一緒に「酸味」のある料理を摂るようにすると、二日酔い、悪酔いを防ぐことができます。

例えば、「蛸なます」や「胡瓜とワカメ」といった酢の物。**お酒は血流を促進させる発散系の性質を持っているので、バランスを取るために収斂系の味覚である酢の物を摂ると、アルコールが巡りすぎず悪酔いを防ぐことができます。**これは昔から言われてきたお酒を飲む時の心得です。

また酢には胃酸の分泌を促進し、血糖値の急激な上昇を抑える働きもあります。永らく受け継がれている食の伝統には、経験的に確かな根拠があり、文化として現在まで伝わっているのです。翌日に大事な仕事があるのに、外せない飲み会があるという方、頭の片隅にでも、酢の物など酸味のある食事を一緒に摂ることを覚えておいてください。

脱水症状を引き起こすお酒＋塩分高めのおつまみはなるべく避ける

一般的に、お酒のお供として多いのは「干物系」や「乾き物系」ではないでしょうか。塩による味付けが濃いものが多いようです。

覚えておいていただきたいのは、**塩気が多い食事はアルコールを依存的にさせてしまうということ**。気づかないうちに、酒量が増えてしまうこともありますので注意が必要です。アルコールは脱水作用が高く、体内から多くの水分が排出されます。気づかないうちに脱水傾向になった身体だと、根深い疲れの原因になります。

味噌は日本が誇る最強の老け込み予防食品

薬膳料理が身体によいことはわかっているけれど、揃える食材の種類が多かったり、近所のスーパーでは食材が手に入らなかったり、下ごしらえに時間がかかったりと、家庭料理として習慣化させることは難しいでしょう。そこでビジネスマンにおすすめしたい万能調味料として、この項では「味噌」についてご説明します。

味噌は、大豆を原料としているので植物性タンパク質が豊富で、美肌や育毛効果があるイソフラボンもたっぷり。血液や神経の働きをサポートするビタミンB12や動脈硬化を防ぐビタミンEも含まれています。特に**東海地方で多用される八丁味噌は、他の味噌に比べて味わいが濃厚なのに塩分が低く、抗酸化力の高いメラノイジンが多く含まれています。**

パフォーマンスを高めるおすすめ味噌おじや

パフォーマンスを高めたい日に食べていただきたい、私がおすすめする味噌おじやをご紹介いたしましょう。

白ご飯は電子ジャーの中にあるものでも、冷凍庫で保存してあるものでも構いません。小鍋に味噌を溶かして、白ご飯と一緒に冷蔵庫に残っている野菜や練物（かまぼこ・ちくわ）等を煮立たせて、お米が柔らかく「とろっ」としてくるまで煮ます。お粥のようになったら完成。

もし卵があるならば、火を止めてから鍋に落としてください。私が第2章で推奨してきた、ハイパフォーマンスを維持する食事をこの1品で堪能できるはずです。

暴飲暴食した日の翌日は「リンゴ1個」でリカバリー

仲間内での飲み会などで暴飲暴食をやってしまった時、東洋医学ではどういうリカバリー法があるのかご紹介しましょう。

身体のコンディショニングを正常に保つために、私は「プチ断食」をおすすめしています。仏教修行僧のように、何も食べないでいるというのは極端な状態で、指導者抜きでの自己流断食は生命の危険すらありますので、あくまでも「プチ」です。

断食は、普段の食習慣のリセットと考えられているようです。しかしながら最近の研究で、断食のデトックス効果はゼロというのが医学的な見解となっています。ですが、定期検診の前日に行うようなプチ断食を挟むと、胃腸が整い、隠れ疲労を予防、さらに本来の味覚を整え、食事を楽しめるようになるので、プチ断食をおすすめしたいのです。

私が実践しているプチ断食の方法は、「リンゴ」を食べるということです。

たった1個で効果抜群、リンゴの健胃効果

古くから「1日1個のリンゴが医者を遠ざける」という言葉があるように、リンゴには、様々な健康効能があるようです。植物に備わるファイトケミカルが最近注目を集めていますが、栄養素以外にも、老化に関わる活性酸素の除去や免疫力を高める効果があり、様々な病気のリスクを低下させます。

また**リンゴには健胃効果があります。コレステロール値を下げる効果のある、水溶性食物繊維のペクチンを豊富に含んでいます。**特にリンゴの皮にはペクチンが多く含まれます。食感がしっかりしていて、腹持ちもよく、ダイエット中の空腹感の苦しみ

を癒します。

現代では、食べ物が溢れており、過食傾向になりがちです。胃での消化時間は、3~5時間といいます。三食を6時間おきに食べることができれば胃を動かしている筋肉を休めることもできるのですが、間食が入るとそういうわけにもいきません。常時、胃腸が動いていることになります。そうなれば、当然、脳の働きにも影響を与えてきて、自律神経の乱れにもつながります。

農林水産省の食事バランスガイドでは、一汁二菜や一汁三菜の質素な食事を腹八分目量で三食取ることを推奨しています。ただし、それ以外の朝昼のコーヒーや、仕事の合間につまむチョコレート、飲み会でのお酒や味の濃い揚げ物といった食事や間食などはカウントされていません。

リンゴでプチ断食実践

「食事と間食の習慣」と「満腹になるまで食べる習慣」を、リンゴ1個のプチ断食でリセットすることで、本来の食事量と身体のコンディションに戻ることができれば、悪い食習慣をデトックスできます。脳が習慣として認識するには、2週間が必要といわれていますので、無理は禁物ですが2週間続けてみることをおすすめします。やり方は次の3ステップです。

1. 朝→リンゴ1個と温かい飲みもの1杯

2. 昼→リンゴ1個と味噌汁を1杯。もしくは、食べなくても平気

3. 夜→「一汁三菜」献立を腹八分目で、お腹が空いたらリンゴ

もともとの食生活にもよりますが、それほど空腹感に襲われることなく1週間で2

kgくらいは落ちますし、何より味覚が冴えるので、その後は何を食べても美味しく感じられるようになります。

冬はリンゴが豊富に食べられる季節ですが、夏場もニュージーランド産などの小ぶりなリンゴを買い求めることができます。リンゴは酸味が爽やかなので、胃もたれしている時の健胃効果は抜群です。

疲労回復に差がつく、ミネラル補給法

老け込みでパフォーマンスが落ちた身体は、体内でのミネラル濃度が低くなっているために疲労感を感じやすくなっています。

日常的な食生活でミネラルは確保できるはずなのですが、**インスタント食品などで偏りがちな食生活が続くと、大切なミネラルが不足していきます。そこでおすすめするのが、ミネラルのサプリメントを摂ること。**

元気の補給法として有名なのが栄養ドリンクですが、これは糖分・無水カフェインなど身体を興奮させる成分でできており、効果が切れるとグッタリと疲労感が戻ってきてしまいます。いわば一時的なカンフル剤にしかなりません。しかし、サプリメントでミネラルを補給すると身体の底力が蘇ってくるようになります。

大事な日の前に摂取したいミネラル

パフォーマンスが落ちた時、意識して摂取したいのが、次のミネラルです。

・ナトリウム…自律神経のバランス
・カリウム…むくみ解消、脱力感や筋力低下の回復
・カルシウム…体内をアルカリ性に保つ、細胞分裂を促す、精神疲労の軽減
・マグネシウム…基礎代謝UP、血圧の正常化、精神安定
・鉄…エネルギーを生む、疲れやすさの緩和
・亜鉛…細胞の代謝UP、アルコールの分解
・リン…老化防止 ※しかし、摂りすぎると老化が進むのでご注意を。

これらのミネラルを含むサプリメントは、パフォーマンスを上げる効果が期待できます。しかし、**日頃の食事もサプリメントも、バランスよく摂取することが大事です。どれか一つだけ過剰摂取しても、逆にその成分は身につきにくいことを覚えておきま**

しょう。

老いてくると、若い時と同じような食事内容では、かえって老け込みが増す食材がありますす。例えば「玄米」。前述したように、ビタミンやミネラルが豊富にある食材であっても、年を取ると胃腸に負担がかかりやすくなるので、玄米は効果的に栄養素を摂るには、おすすめしない食材です。老いて身体の機能が低下してくるからこそ、サプリメントを活かす価値が増してくると考えています。

サプリメントは、身体が元気な時に効果が表れるという事実

実はサプリメントは、身体が元気でないと効果が表れにくいのが特徴です。なぜなら、食事と同じで、胃腸が弱っていて身体に負担がかかった状態だと、消化吸収しにくいからです。胃腸に負担をかけない「消化がいいもの」と一緒に摂ることで、サプリメントの消化吸収を高めるのがよいでしょう。

食事の不摂生が続いているのに、帳消し目的で、サプリメントを摂取するのもおすすめできません。やはり、日頃から胃腸を整えておくことが体調管理にとって非常に大事と言えるでしょう。

例えば、「関節にコンドロイチン‼」という宣伝文句があったとします。この場合、関節のすき間が広がるという科学的根拠（エビデンス）があるということで、その効果効能をイメージさせます。しかし、どれくらいの期間、服用すればどの程度痛みが軽くなるのかというデータは取れていないので、「痛みに効く！」とは謳うことができないのです。

エビデンスがあるからといって、全ての人に期待する効果が発揮されるとは限らないのが、人間の身体の難しいところです。サプリメントはあくまでも食事で補えない栄養素を補給するためのものと、とらえておきましょう。

体調を整える水分摂取のタイミングと目安

1日2リットルの水分摂取をすすめる健康法が流行りましたね。私は、この考え方はおすすめできません。そもそも、加齢とともに腎虚体質になり排泄機能が衰えているのにもかかわらず、誰もが水分を多く摂ることはナンセンスです。

水分を摂りすぎると、身体が重くなり倦怠感が出ます。夕方になると足などがむくんでくるという方もいらっしゃるでしょう。朝と較べて飲んだ水分量よりも尿が少なくなる腎虚の時間だからです。

基本的に水分は飲みたい時に飲むということを心がけておきましょう。そもそも、きちんとした食事を心がけていれば、水分不足に陥ることはありません。ですから、喉が渇いた時に、水を飲むようにします。

私がビジネスエリートの方をはじめ、患者さんにお伝えしている水分の摂り方についてお教えしましょう。まず、一度にたくさん飲むことは控えます。**だいたい湯飲み1杯くらい、200㎖くらいの水分を、1日に7回程度飲むという方法です。**

一例ですが、まずは朝起きた時、朝食、午前中の仕事の合間、昼食、15時の休憩時、晩御飯、お風呂の後に、一日の生活リズムに合わせて、水分を摂取してみてはいかがでしょうか？

小さなことですが、一流のビジネスマンは水分を上手に摂って身体を健康に保っているのです。

体調は肌に表れる。食事で「pHコントロール」

生まれたばかりの乳児の肌は中性ですが、すぐに弱酸性になって身体を守ります。ところが年をとると徐々に中性へと戻り始めるので、外部からの刺激によって肌が傷みやすくなるのです。加えて皮脂の分泌が減ると、カサカサした肌となります。実年齢以上に老けて見える、ビジネスエリートの方にとって気になるお悩みです。

よく、シャンプーやボディソープのコマーシャルで、「弱酸性」をPRしていますね。これは、「肌に負担がかかりませんよ」ということをアピールしているのです。肌は基本的にpH4・5～6の弱酸性を保っており、肌に付着した雑菌が繁殖しないようコントロールされています。清潔を保つ自己治癒力を傷付けないように、基礎化粧品は弱酸性になっているのです。

石鹸は弱アルカリ性ですが、これは肌の余分な脂質や角質を取り除く（ピーリング）ため。「美人の湯」とされている温泉のお湯もアルカリ性が多く、温泉に入っているだけで全身のピーリング効果が期待できます。

ですから乾燥肌の人や普段から皮脂を洗い流すようなスキンケアをしている人は、アルカリ性の温泉から出たらすぐにスキンミルクなどの保湿クリームを使うことをおすすめします。

身体をアルカリ性に保つ梅干しの効果

体内と体表は、互いが陰陽のバランスを取っています。体内がアルカリ性ならば、肌は酸性を保ちます。肌を健やかな状態に保つためにはスキンケアだけではなく、身体の内側、食事によるpHコントロールが大切になってくるのです。

pHコントロールで身体をアルカリ性に保つ食材は、梅干し。1日1個の梅干しが美肌管理につながるということです。東洋医学では、酸味は肝を補うと言われています。

肝のバランスが取れていると、五行で母の役割に該当している腎を補うので、疲れにくい身体になり、肌も美しく保つことができるのです。

いずれにせよ、健康的な肌を維持したいと思ったら、「pH」と酸味のある食事を意識してみましょう。梅干しの他にも、ヨーグルト、ワイン、味噌や醤油などの調味料、お漬物、緑茶も、身体をアルカリ性に保つ食品です。

一流ビジネスエリートとファストフード

ハンバーガー、フライドチキンなどのファストフードは健康に悪いと問題視されています。ただ**絶対にファストフードが百害あって一利なしということではないと私は考えています**。実際、私も時折、ファストフードを食べます。

では、ファストフードのどこが問題かといえば、「栄養の偏り」「塩分摂取」と「過酸化脂質」が挙げられます。

特に過酸化脂質は、細胞膜の働きを低下させて代謝を落としたり、動脈硬化などのリスクを高めたりする原因になります。東洋医学でいう、腎の働きが低下して、老け込みが増す要因となるのです。

ただし、仕事をしていて短い時間に食事を済ませなくてはならないという時などは、過酸化脂質を上手にコントロールできるようになれば、怖いものではありません。
逆に、「食べたいけど健康に悪いよね」、と思いながらファストフードを食べたり、食べることを我慢したりすることのほうが心身に不調をもたらすかもしれません。

ファストフードには、無駄な過酸化脂質の吸収を抑える緑茶がおすすめ

過酸化脂質をコントロールする、つまり体内で増加する過酸化脂質にブレーキをかけるのが、ビタミンEとビタミンCです。ファストフードを食べる時は、これらを一緒に摂ると、無駄な過酸化脂質の吸収を抑えてくれます。

ビタミンEとビタミンCを効率よく同時に摂ることができる成分を含むのは、「緑茶」。また緑茶のカテキンは、運動を習慣とする人にとっては、脂肪燃焼、特に、体脂肪の減少をもたらすことがわかっています。

ペットボトルのお茶もいいですが、たまには茶葉の緑茶を自分で淹れて飲んでみるのも、一種の体調管理と言えるでしょう。

COLUMN ②

40歳を超えたら
減量ではなく「身体の引き締め」を目指す

40代からは減量を主な目的としたダイエットは不調が表れやすくなるのでおすすめしません。減量よりは健康的に身体を引き締めることを目的とするのがちょうどいいのです。

一説によると、小太りぐらいがいいという話もあります。体重と身長の比率から適正体重を測るBMIによると、BMI値25～30と少しぽっちゃりしている人が最も死亡リスクが低いというデータがあります。

加齢とともに太る原因は主に、「内臓脂肪がつくこと」「インナーマッスルが弱くなること」。この2つです。

内臓脂肪を燃焼させるには、ウォーキング。インナーマッスルを鍛えるには、スロージョギングがおすすめ。この2つを日常に取り入れることができると自然と身体が引き締まり、老化＝腎虚を解消する体質に変わっていくのです。

第3章

一流と二流を分ける最強の「休息法」

一流の人は疲れる「前」に休みを取る

若い時のパフォーマンスを保つことができず、老け込みを自覚して、なんとか取り戻さなくてはと思い、ジムに通う、ジョギングをするなど身体を鍛えるような活動から始めようとする方が多いと思います。いつも健康を気遣っている方ほど、身体の衰えを取り戻そうという気持ちが強いようです。

身体の衰えを感じたら、「運動」よりも「正しい休息」を！

しかし、東洋医学では、身体の衰えを感じ始めたら、まず取り掛かるべきことは、「休息の見直し」からです。「休息」こそが、普段の活動を下支えします。つまり、ハイパフォーマンスを維持するには「しっかりと休息を取らなくてはならない」ということです。

世界で活躍しているエリートほど、疲れてから休息を取るのではなく、疲れを自覚する前に休息を取るよう心がけています。なぜなら、正しい休息こそが、上質な生活を手に入れる術だからです。不思議なことですが、この正しい休息は、トップエリートたちに共通する習慣です。

多くの人は、若々しい活動ができるように、頭脳や運動機能を伸ばすことに意識を向けがちですが、その前にまずは「正しい休息の取り方」「上手な休み方」から再考してみてはいかがでしょうか？

本当に疲れを癒す正しい休息の取り方とは？

きっと多くの方は長い仕事人生の中で、疲れを癒すために、休息を取ろうと努めてきたことでしょう。オフィスでの仕事の合間、あるいは週末のプライベートな時間を、皆さんはどのように過ごしてきましたか？


「喫煙所へ駆け込んで、心ゆくまでタバコの煙をくゆらせた」

「週末は朝早くからゴルフへ出かける」

「休みの日は、もっぱらショッピング」

という方も多いと思います。このような過ごし方は、気分転換にはなっていますが、身体を休めていることにはなっていません。どちらかといえば、「休憩に近い休暇の過ごし方」だと言えるでしょう。

一方で、

「ランチタイムは、アイピローをして一人の時間を作り、ゆっくりと休んでいる」

「週末の土曜日か日曜日のどちらかは、家でゴロゴロしている」

という過ごし方をしている方は、上手に休息が取れています。活動スイッチを完全にオフにして気力と体力の回復をしている方は、「休養に近い休息」を取ることができているのです。

常に働き続ける頭と身体に休息は不可欠

仕事中に、あれこれ考えながらPCで事務仕事をしたり、プレゼン資料を作ったり、電車の中でスマホでニュースを見ている間ですらも、私たちの身体は一生懸命に活動しています。このような状態を、東洋医学では「気を使っている」と言います。

正しい休息が老け込みにもブレーキをかける

疲労で「気」が滞り始めているにもかかわらず、気力で無理やり巡らせようとするのは、スタミナを酷使することにつながります。蓄えられている「腎」がかなりムリをして体力を供給しているのです。ですから、忙しい人ほど上手に休息を取ることで気を補充しなくてはなりません。**何もしないで、ゆっくりと休息を取ることが、老け込みにブレーキをかける体調管理の基本なのです。**

時にはアホみたいに「気を抜く」のがちょうどいい

適度に「気を抜く時間」がありますか？

東洋医学では、「気」は、もともとは「氣」と書きます。「气＝雲」＋「米」で、「変化する」という意味があります。仕事中ずっと同じ姿勢を続けているならば、少し筋肉を動かしてみる。息が詰まっているならば、深呼吸をしてみるとよいでしょう。かかりっきりの課題に行き詰まったら、少し違う仕事をしてみるということもいいですね。

世界銀行では、質のよい仕事をするための心がけとして「仕事47％、プライベート53％の気持ち」でいることをすすめているそうです。気を張り詰めたままでは、よいパフォーマンスを発揮することができないという考え方だそうです。

一時的な頑張りは交感神経が働いて血圧が上がることで脳への血流が多くなりますが、頑張りすぎが長く続くと身体が緊張して呼吸が浅くなるので、頭がボーッとしてしまい、やがて普通のパフォーマンスすら落ちていきます。

つまり、シンプルに言えば、**休息するためには一定の姿勢やルーティンとなった流れに、時折、変化をつけるということが欠かせないのです**。頑張りすぎると、どんな人でも気分が鬱々してしまいますね。東洋医学では、この状態を「気鬱」と呼んでいます。「鬱」とは「停滞している」という意味。これを解消するためには、「瀉＝漏らす」か「寫＝巡らす」をするのが基本。「気を抜く」というのは、まさに鬱を漏らすためのヒントなのです。

「活動」ではなく「休息」をして最高の休日を過ごす

休日の過ごし方には、「活動」と「休息」という相反する2つの種類があります。散歩や趣味やおしゃべりは、活動に当たります。

気分転換は休息ではなく活動系になります。休日全てを活動に充てず、休息にも充てるように注力してみましょう。活動だけでなくたっぷりの睡眠やのんびりする時間を持つように意識するのです。

のんびりしているつもりでも、肩が前に出ていたら休息にならない

のんびりしているつもりでも読書は休息になりません。頭が働き、目も酷使します。

実は肩が前に出る作業は休息になりません。なぜなら、本やスマホ、ゲームなどに興じていると、脳が覚醒し、背中の筋肉が緊張するために交感神経が優位になります。のんびりとソファに座っているときも、自分の肩が前に出ていないか、時折チェックしましょう。

完全に休日、という日は「スローモーションな一日」を心がけてみましょう。活動しながらリラックスです。全ての動きを8割の速さで行うのです。そうすることで脳が休息モードに切り替わります。

多くの人が休んでいるようで休めていない現実

「座っている」状態でリラックスしているつもりであっても、実は、人の身体は姿勢を保持した状態では筋肉が緊張したままです。デスクワークと同じで、だんだん凝ってくる首と肩、違和感として張りついた腰痛が起こります。これらは全て、「セロトニン神経支配筋」という筋肉の緊張によるもので、いわば、ストレスが増している状態と同じです。

特に、デスクワーカーの身体は、「姿勢とストレスによる緊張の悪循環」が起きています。このような精神的・肉体的な緊張が続くと、自律神経が適切に作用しなくなります。

デスクワーカーに多い「座りすぎ」による自律神経の乱れの多くは、交感神経が働きすぎてしまっている状態がほとんど。座り心地のよい椅子に座っているからといって、リラックスできているとは限らないのです。

自律神経のスイッチ切り替えがカギ

そこで東洋医学では、「陰陽消長」といい、上手に自律神経のＯＮ・ＯＦＦスイッチを切り替える習慣を身につけることが大事だと教えています。

交感神経、副交感神経どちらがいいか悪いかではなく、両者のバランスが悪くならないようにする、それが結果的に、「自律したいい健康状態」になると考えているのです。

そのような観点から、気持ちの上でも、「ライフスタイルを変えなければならない」「元気を取り戻すべきだ」と強く思いすぎると、そのこと自体がストレスを生む原因になると考えています。何事も焦らずほどほどに、気楽に継続することが大切なのです。

エリートは入浴時に空気の流れを意識する

老け込むようになると、新陳代謝が落ちて、気の流れが停滞するようになります。若い時なら、真夏に半袖・短パンで過ごせたとしても、年を取るとともに、体温が低くなり汗をかきにくい身体になり、体温の調整が難しくなります。加齢による気の流れの停滞の仕業と言えるでしょう。

気の流れの停滞を少なくする方法は、いくつかあります。基本的には身体を温めることで、身体の中の気を巡らせることができるのです。

入浴で効果的に休息をするコツ

入浴は、簡単に気の停滞を流すいい方法です。**浴室は、できれば、窓を閉めきった状態にはしないほうがいいと思います。**マンションなどでは、浴室に窓がついていないというところもあるかもしれません。そういった場合は**浴室の換気扇をつけて入浴するとか、浴室の扉を開けたままにして、さらに脱衣所の扉も開けて、空気の通りがあるようにしておくのがいいでしょう。**そうすることで、入浴しながら、身体の熱を放散させることができ、気の流れを作り出すことができるのです。

入浴の目的はただ一つ、気の流れを滞りなくするためです。デトックス効果を期待してはいけません。最近の研究では、ホットヨガ、ジョギング、サウナといった汗をかく行為での物理的な毒素排出はゼロだということがわかってきました。

では入浴時のお湯の温度は、どのような設定がよいのでしょうか？

身体を温めようとして、熱々の温度で入浴する方もいらっしゃるでしょうが、おすすめは、とにかく「ぬるめ」の温度。冷えの解消につながり、長時間、身体を温めてくれる効果があります。

もっと具体的に言うと、お風呂の温度が42度を超えると交感神経が刺激されるようになったり、肌の脂質も溶けはじめて、乾燥肌の原因となるので、体調管理のための入浴としてはおすすめできません。

お湯の温度は37度で、約20分の入浴がベストです。

人の肌には24度から37度の温度を感じ取るTRPV4というタンパク質があります。このTRPV4が活性化すると、潤い成分となるコラーゲンが生成されるようになります。それによって、冬場の乾燥、肌状態が悪くなることを防ぐことができるようになるのです。

さらに、脳の海馬の働きも盛んになるということがわかっています。海馬には、新しい事柄を記憶したり、物の配置や地図を理解する働きがあります。アルツハイマー病が発症すると、この海馬の働きが低下することがわかっています。海馬はまたキャッチした情報の「要・不要」を判別し、「好き・嫌い」を判別している扁桃体とセットになって働いているので、海馬を元気にすれば物事へのモチベーションを上げることができます。

「ぬる湯バスタイム」で海馬が元気になる

大きなショックを受けると、恐怖感や無力感に襲われるPTSD（心的外傷後ストレス障害）という状態に陥ることが知られています。これは大脳にある海馬が、ストレスによって分泌されるホルモンによって萎縮したことで起きることがわかっています。海馬の機能低下は、老化だけでなく慢性的なストレスによっても起きるのです。

上手にストレスを発散すると海馬が活性化するというのですから、できるだけネガティブな感情は溜め込まないようにして、身体だけでなく心の状態も、表情も前向きに若々しくしていきましょう。日常的に誰でもできる方法で、海馬を元気にすることが東洋医学では可能です。

そう、**いつもの入浴を「ぬる湯バスタイム」に変えるだけなのです。**仕事へのモチベーションも入浴の仕方を変えるだけで上げることができます。

私も、講義の準備や執筆に行き詰まってしまった時は、いつもよりもお風呂の温度を下げて長風呂をするように習慣づけています。それまで、頭の中でしっくりこなかった起承転結が綺麗に整い、進まなかった筆がスルスルと進むようになりました。

ビジネスエリートの晩御飯はお風呂の後だった！

お風呂に入ってパジャマに着替えたら、あとは寝るだけ。忙しかった1日を締めくくるには、最高の展開です。「1日の疲れは、ゆっくりお風呂で洗い流す」と想像するだけで、なんだかホッとしますね。

デスクワークから解放され、湯船で全身に水圧をかけながら身体を温めて、少し早めのテンポでスムーズに血液が流れる時間は、心身のリラックスには最適です。これは、「眠る」ことにフォーカスを当てた場合のお話。

日常生活において、夕食後に入浴することが当たり前になっているのは、食後にお風呂に入り、湯上がりにゆっくりとお酒を飲んで就寝するシーンをテレビドラマなどで刷り込まれているからではないでしょうか？

元気な身体作りの基本は、快食・快便・快眠ですが、本書では胃腸を元気に保ち、老け込みを防ぐために夕食前のお風呂を皆さんに提案したいと思います。「入浴後に晩御飯を食べると、すぐ眠る時間になるから太っちゃうのでは？」という理由から、なかなか実践してくださる人が増えませんが、太る理由は、食事と睡眠のタイミングだけではありません。

日常でも温泉宿の入浴タイミングを実践する！

実は胃腸を健やかに働かせて消化吸収を効率よく行うためには、食後の入浴はNGなのです。温泉旅館へ出向くと、まずは宿泊者カードに記帳をしてお茶を1杯。しばしの休憩を取ったら、まだ明るい時間から入浴をするでしょう。誰かに温泉旅館での入浴方法を指南されたわけでもないのに、私たちはみんなそのように骨休めをすることを知っているのです。

体表面の血管が広がって血流がよくなると、内臓では血管が縮まって血流が悪くなります。これを「ダストル・モラーの法則」と言います。**食後すぐに入浴すると胃腸が消化吸収モードに入らず、摂取した食事を効率よく消化吸収できなくなってしまいます。**

それが「入浴→夕食」という温泉スタイルをおすすめする理由です。入浴によって体表面の血流が増え、自然に湯冷めをしながら胃腸が活発に働く消化モードの準備が整ったところで、食事を取ることができます。また、体温が一時的に上がった後に下がる過程を経ると、睡眠の質も上がります。

このように入浴と夕食の順序を変えてあげるだけで、身体に備わっている元気が復活するスイッチが入ります。湯上がりの時間をゆっくり過ごし、40分～1時間後に食事を取ると、消化も睡眠も最高の状態で迎えることができるのです。

「ゆっくり起き」で「朝シャワー」がパフォーマンスをアップさせる

もともと日本人の身体が持っている特性として、背中や太腿前面にある「伸筋」よりもお腹や太腿後面にある「屈筋」のほうが優れていると言われています。

読んで字のごとく「伸筋」は身体をまっすぐに伸ばす時に作用し、「屈筋」は身体を丸める時に作用します。その特性からか、引きつけて投げる柔道や剣を引いて斬る居合道などの武道が発達しました。ボクシングやフェンシングのように押す動作を行う西洋のスポーツとは逆の動きを得意としているのです。

伸筋と屈筋の筋肉量を比較すると、背中・腰・お尻についている伸筋のほうがサイズが大きいという特徴があります。寒い時にブルブルっと背中の筋肉が震えるのは、サイズの大きい伸筋を動かしたほうが発熱の効率がよいからです。

日本に観光で訪れている西洋人を見ると、冬でも半袖で歩いている人を多く見かけますね。伸筋が多く、またカロリーの高い食事を好む彼らは、日本人に比べて発熱量が多いので、あのような服装で冬を過ごすことができるわけです。

起きる時は、布団の中でエンジンをかける

代謝による発熱が多くない私たち日本人が、アクティブにハイパフォーマンスを維持するためには、何がしかの方法で活動のスイッチを入れたほうがパフォーマンスが上がります。

朝は、「ゆっくり起きて」「朝シャワー」が、パフォーマンスの高い身体を作ってくれます。東洋医学の視点では、代謝が高くなったり、血流が促進したりすることを「陽気が巡る」と呼んでおり、快活に活動する時の指標としています。

朝目覚めたら、すくっと起きずに、布団の中で、左の2つの軽いストレッチをしながら5分程度かけて起き上がりましょう。腰に負担をかけず気血を巡らし、身体のエンジンをかけるのです。

[朝、身体にエンジンをかけるストレッチ]

①腰を左右に動かす

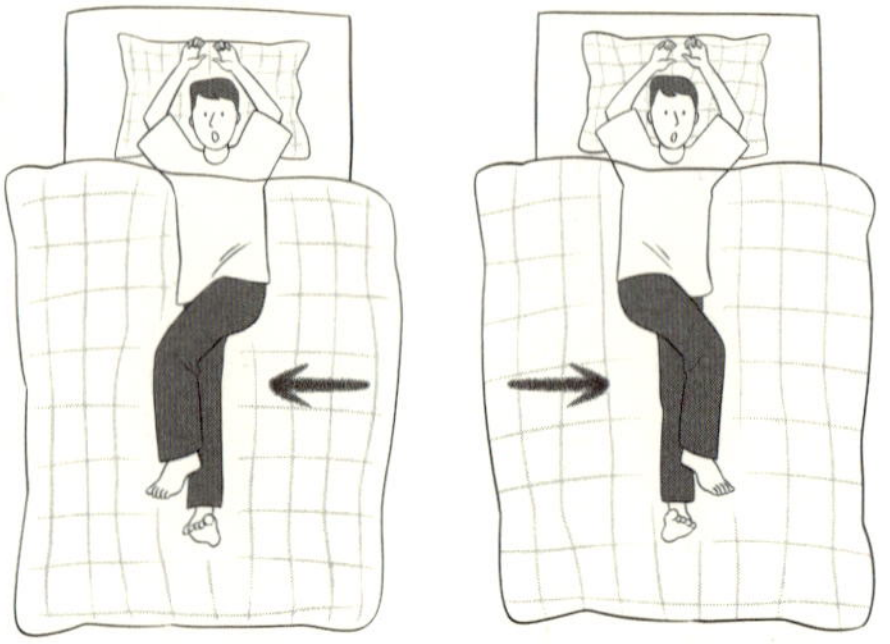

②思いきり伸びをする

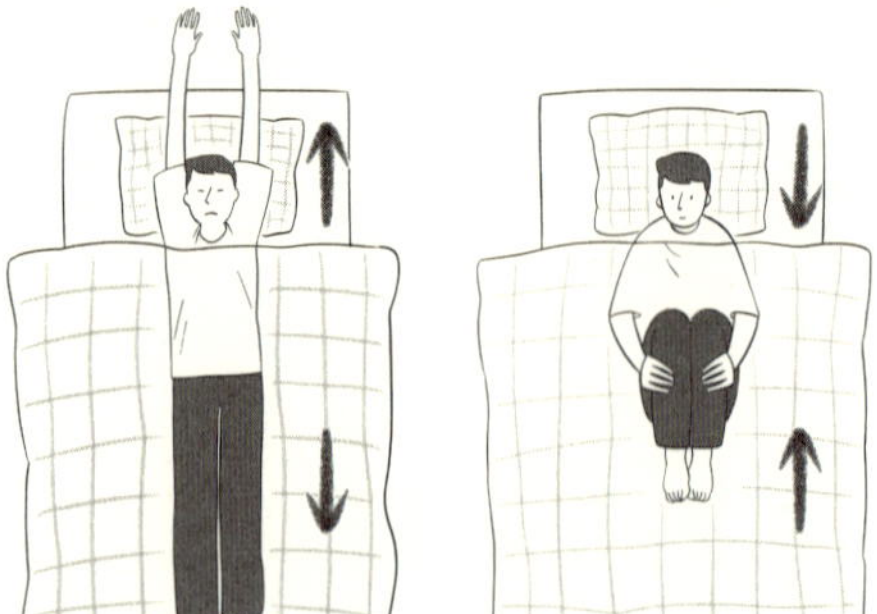

朝シャワーは熱めのお湯で、エンジンをかける

もう一つ取り入れたいのが、朝シャワーです。朝風呂でもいいですが、温度に注意してください。**就寝前のお風呂は、37度～38度がおすすめですが、朝は、40度～42度の少し熱い湯を浴びることがコツです。**身体の気血が巡り、さらに交感神経が刺激されるため、朝の活動に最適な状態になります。

朝1杯目の飲み物は、前述したように、コーヒーから緑茶に変えれば、全身の陽気がフル回転します。コーヒーは、頭部の巡りへの偏りになり、意識が覚醒されているようで、全身を覚醒する作用は弱いのです。その点、緑茶は優れた気血循環の増進作用があるため、朝の1杯目は緑茶を飲むことをおすすめします。

エリートは、休息時に音を忘れる音楽をかける

休憩時間に音楽を聴く人や、音楽を聴きながら仕事をするという人もいらっしゃいます。好きな音楽を聴いて気持ちを落ち着かせたいという人は多いですが、何気なく部屋でかけている音楽が、実は、脳にストレスをかけているということがあるのです。

東洋医学で休息は「陰」、活動は「陽」ととらえています。活動は身体を動かすだけではなく「感覚を動かすこと」も含まれています。例えば、五感を反応させるような営みは全て「活動」と言えるでしょう。

街に出ても、脳が休まる暇がないのが現代社会。スマホに、広告に、様々なところに情報が溢れており、見ているつもりがなくても、自然に見させられていることで、

自動的に感覚が動いてしまうのです。常に、過度なストレス状態に陥っていると言えるかもしれません。

副交感神経を働かせる音楽が休息には効果的

音楽を聴く時も、副交感神経を働かせるよう意識しなければ、「休んでいるようで、休まっていない」という状態になってしまいます。ですから、交感神経が高ぶってしまうような音楽をかけているとまったく休めていない状態になっていることがあるのです。クラシック音楽には確かにヒーリング効果がありますが、例えば壮大でドラマチックなオーケストラでは頭が興奮状態になってしまいます。

必ずしも「好きな曲」とはならないかもしれませんが、例えば、次のような特徴のある曲なら、副交感神経が活動しやすくなり、リラックスできます。

・ゆっくりなテンポのもの
・歌詞がないもの
・サビがないもの
・オーケストラや金管楽器系の演奏がないもの

では無音であればいいのかというと、そうではありません。どんなに静かな環境であっても、何かしら音が聞こえるので、その音に気をとられると意識が覚醒してしまうということを音大の先生にうかがったことがあります。**リラックスするには鳴っていることを忘れるくらいの小さな音量でBGMを流すこと**。「聴く」のではなく、「聞こえる」程度の音量が最適でしょう。

私はリラックスする時には、ウォン・ウィンツァンさんの音楽を聴きます。ウォンさんのライブアルバムはサビがないものが多いので、いい意味で音楽に集中させられないのです。お気に入りの椅子やソファに座り、全身の力を抜いて、こうした音楽を5分でいいので聴くようにしてみましょう。

顔の緊張をほぐす「わくいえみ体操」

多くのビジネスマンが、ＰＣやスマホの画面を凝視しながら頭をフル稼働させて情報処理をしています。**精神的な緊張が強いられるのはもちろん、前のめりになって首や背中の筋肉を緊張させる姿勢を取るので、交感神経が働きっぱなしの状態です。**

脳は、酸素と糖質を大量に必要とし、身体を巡る全血流量の約25％が頭へと流れます。休憩を入れずに首や背中に負担をかけた状態のまま仕事を続けると、目が血走ったり、赤ら顔になったりと見た目にも不調が表れてきます。

ＰＣ画面を見続けると、顔の筋肉の緊張がなかなか取れない

怒ったり、悩んだりすると、みんな眉間にシワを寄せた難しい顔つきになります。

20世紀を代表する心理学者として名高いポール・エクマンの研究によると、人は年齢・性別・人種・宗教に関係なく、基本的な感情で決まった表情を示すことが明らかになっています。

私たちの顔は、表情筋を緊張させて眉を上げたり、目を凝らしたりしています。ずっとPC画面を見続けてイライラしていると、顔の筋肉が緊張したまま癖づいてしまうので、いつも困ったような顔に見えたり、眉間に刻まれたシワが消えなくなっていくのです。

眉間のシワは「セロトニン不足」の証拠

第1章でもご紹介した通り、ストレスを感じるとセロトニンが減り、表情筋が硬く緊張します。デスクワークやストレスによって眉間にシワが寄ってしまっている人は、「セロトニン不足」という看板を掲げて生活しているのです。

仕事の合間の休憩時間でもできる、セロトニンを増やす方法をお伝えいたしましょう。それが「わ・く・い・え・み」体操です。

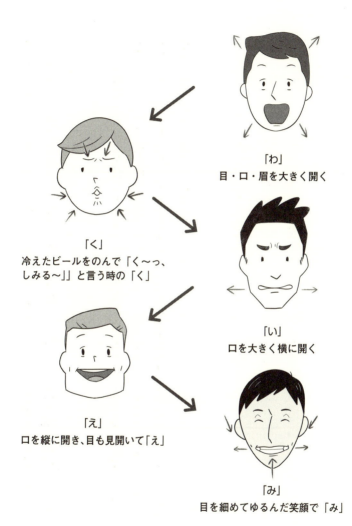

「わ」
目・口・眉を大きく開く

「く」
冷えたビールをのんで「く～っ、しみる～」」と言う時の「く」

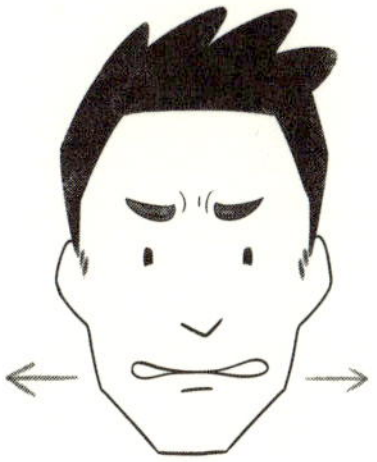

「い」
口を大きく横に開く

「え」
口を縦に開き、目も見開いて「え」

「み」
目を細めてゆるんだ笑顔で「み」

最初はちょっと気恥ずかしく感じるかもしれませんが、大事な勝負の直前にやってみてください。世界基準のビジネスエリートほど、自分の表情を和やかにするルーティンとして、こういったことをしています。

この体操の一番の効果は、セロトニン不足で硬くなった表情筋を全て緩ませることができること。何時間も眠った時と同じように、身体がリラックスできていると感じるでしょう。1分もかからずできますから、パフォーマンスの向上につながる休憩時の体操の一つとして覚えておきましょう。

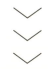

エリートは睡眠中も「成長ホルモン」を出そうとしている

加齢とともに「昔は寝るだけで元気になれたのに……」と、若かりし頃を懐かしむこともあるでしょう。若い頃はどれだけ無茶をしても熟睡すれば翌朝スッキリ目覚められたものですし、仕事や遊びで徹夜をしても、次の日少し早めに就寝すれば元気を取り戻すこともできたはず。

ところが、気がつけばいつの間にか徹夜の疲労を1週間も引きずるようになった……そんな事はないでしょうか。

身体の修復に関わるホルモンとして注目していただきたいのは、「成長ホルモン」です。成長ホルモンは老化とともに分泌量が減り、「コレステロールの増加」「糖尿病のリスク」「肥満」「筋肉量の減少」などを引き起こします。

睡眠前の無酸素運動で成長ホルモンを出す

パフォーマンスを上げるこの成長ホルモンを分泌させるには、主に、次の2つの方法があります。

「短距離走のような無酸素運動を行って成長ホルモンを分泌させ、約2時間かけて身体を回復させること」

もう1つは、

「入眠から3時間をぐっすり眠るようにすること」

夜中の0時までに就寝することが最適と言われているのは、こうしたことが理由です。しかし現代の生活では、日付の変わる0時までに寝るのが難しい時もあるでしょう。そういった時は、少しでも自己修復力を高めるために、**軽い運動を行い、筋肉に負荷をかけてから就寝すると、成長ホルモンの分泌を促す効果があるようです。**

布団に入る前、たった5分軽い筋トレをするだけ

成長ホルモンを出すために、就寝する2時間前に、5分間だけ軽い筋トレを行います。

まずは腕立て伏せ。肩幅に手を置き、膝は床につけたまま。アゴが床につくまで3秒かけて肘を曲げ、3秒かけて、元に戻る。これを無理なく15回行いましょう。

次に、腹筋です。こちらも3秒かけて上半身を起こし、3秒間ヘソを見て、3秒かけて上半身を元の位置に戻します。これを10回行います。

最後に、スクワット。5秒かけて腰を下ろし、5秒かけて立ち上がる。これを15回行います。

こうした**手軽な筋トレを行った後に布団に入ると、寝ている間にも成長ホルモンが分泌され、翌朝、心身ともにスッキリした状態で仕事に向かうことができます。**このように毎日の睡眠の前に、短時間、しっかりと身体を動かし、入眠から3時間をきちんと眠るようにしているのが、ハイパフォーマンスを維持しているビジネスエリートの姿です。

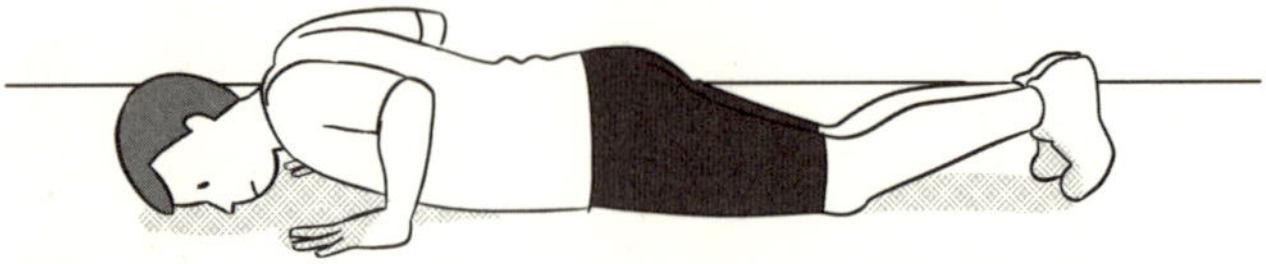

腕立てふせ

膝を地面につき、アゴが地面につくまでしっかり身体を下ろす

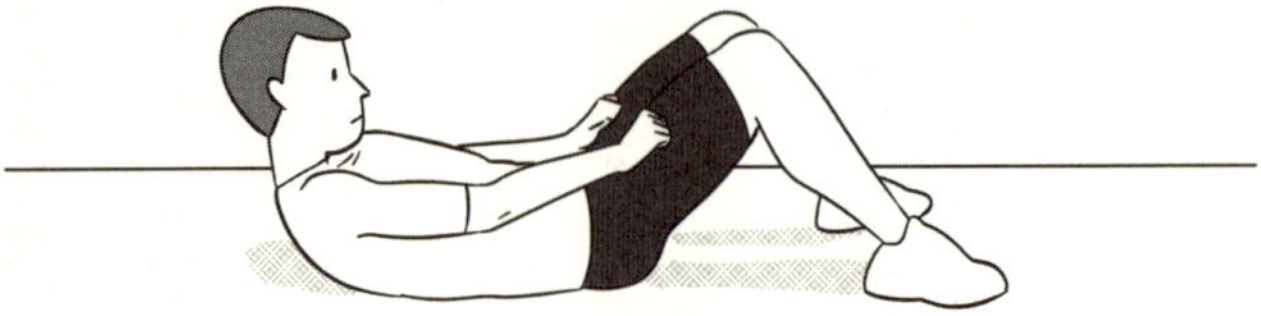

腹筋

膝を立て、手を太ももに置きヘソが見えるまで身体を起こす

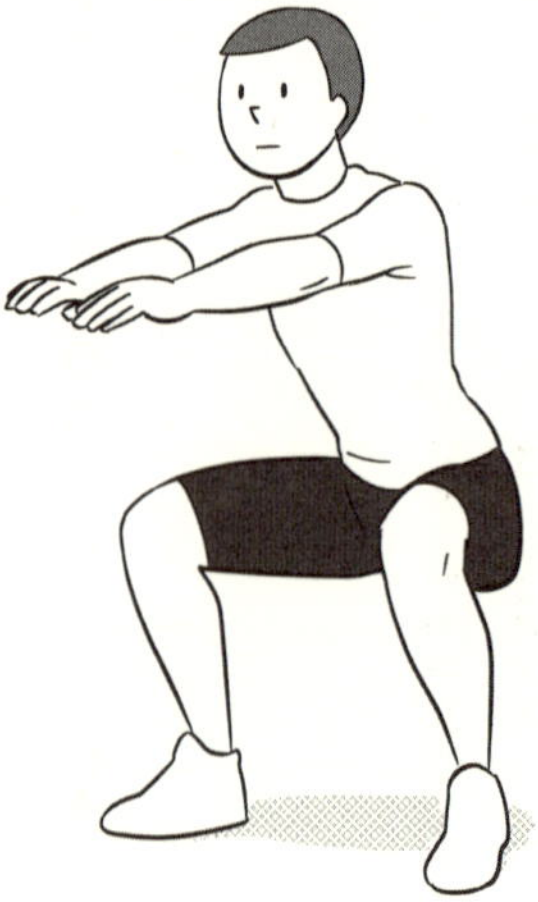

スクワット

膝がつま先より前に出ないように、90度になるまで腰を落とす

「頭皮の緊張」を意識したことがありますか？

普段の生活でそれほど気になるものではありませんが、髪のうねりが身体の老化を表していることがあります。**まっすぐだった髪がうねってくる原因には、「血行不良」「キューティクルの傷み」「毛穴の詰まり」などが考えられますが、最も影響しているのは「頭皮の緊張」です。**

若い頃はサラサラ・ヘアだったのに、いつの間にかツヤはなくなり、白髪が混じり、ボリュームがなくなり、髪がうねる……。髪型をまとめるため、ウェットタイプの整髪料でツヤを補い、髪色を染めて、髪を短めにカットして立たせ、ボリュームダウンを隠すけれど、「髪のうねり」だけはお手軽な解決策がありません。

年をとると頭皮が硬くなり、デスクワークで髪が劣化する

髪の毛は、頭皮の真皮から表皮まで、トンネルを通って成長します。若い頃は頭の筋肉と肌に柔軟性があるので、このトンネルがまっすぐに伸びており、癖がつくことなく毛髪が伸びてきます。ところが老化によって筋肉や頭皮が硬くなり、長年のデスクワークで慢性的に筋肉が凝ったままになっていると、毛穴のトンネルが曲がってしまい、髪がうねってしまうのです。

髪の表面を覆うキューティクルは、肌の表面と同じ角質層なので、髪のケアは、肌ケアと同じ要領です。また、一見髪には血色は関係なさそうですが、**東洋医学では昔から「髪は血の余り」と言われており、しっかりと血流を確保することが艶やかな髪を保つための第一歩だと考えられています。**

「ヘアブラシ洗髪」により、頭皮のマッサージ効果を発揮

対処法は、頭のマッサージ。「ヘアブラシ洗髪」がいいでしょう。専用のヘアブラシはもちろんのこと、ゴルフ場やスーパー銭湯などのアメニティとして置いてあるプラスティックのブラシがとてもよいのです。優しく頭皮を洗うという目的ならば天然素材のヘアブラシがよいのでしょうが、お湯につけても傷まず筋肉にまで圧がかけられ、頭皮を傷付けないように毛先が丸くなっているブラシを探してみたら、意外な場所で出会ったのでした。

頭皮は最も油分が多く分泌される部分なので、毛穴の汚れをシャンプーで洗い流すというのが一般的です。でも皮脂はお湯で洗うだけで溶け出しますから、温かいシャワーで洗髪するだけでも8割近くの汚れは落ちるとされています。また水道水には様々な細菌の繁殖を抑えるために消毒用の塩素が添加されているので、私たちが思っている以上に清潔を保つことができます。忙しい時でも頭皮を洗い、ヘアブラシ洗髪をして頭皮の緊張も解き放ってはいかがでしょうか？

若々しさを保つには、60分に1回は首を回す

首や肩が凝ってきたら、そろそろ休息の合図です。首や肩のコリは、頭部への血流循環を悪化させています。首は体重の1割ほどの重さの頭を支えているので、よく凝ります。特に顔を横に向けた時に浮き出る胸鎖乳突筋という筋肉の内側には、脳に栄養を送っている動脈と静脈が走っているので、この筋肉のコリをほぐし、緩めておくことはとても大切なポイントです。

筋肉は伸びたり縮んだりすることでポンプのように血液を押し流す働きをしますが、緊張したままではこのポンプ作用が機能しません。加えて筋肉の中を通っている血管が圧迫されることで、ますます血流が悪化してしまうのです。

首のストレッチで血行不良を解消

体調管理のできていない人の肌がくすんでいる原因には「乾燥」「色素沈着」「糖化」「血行不良」などが考えられます。特に老け込んで見えるのが、血行不良による黒くすみ。人は疲労が溜まってくると、まずはこのくすみが出始めます。

リラックスタイムや仕事のすきま時間に右手で左の鎖骨を、左手で右の鎖骨を押さえて、胸鎖乳突筋をストレッチさせるように首をゆっくりと回しましょう。ビジネスエリートは、この首のストレッチを日常生活の中で習慣化しています。

深呼吸が腎虚体質を解消し脳が冴える

大きく息を吸ってみてください。ラジオ体操をする時のように、両手を広げて目一杯胸を開いて呼吸します。

これは「胸式呼吸」と言い、交感神経を働かせることができる呼吸方法です。

深呼吸で交感神経を働かせると、身体は一時的に覚醒しますから、休息の取れない忙しいビジネスマンがシャキッとリフレッシュするのに、とても手軽です。

肩の高さをそのままに、胸を広げないように気をつけながらお腹を膨らませて息を吸い込みます。これが「腹式呼吸」です。東洋の武術だけではなく、ヨガや氣功を行う時もこの方法で呼吸をします。腹式呼吸を行うと副交感神経が働き、身体を緩めることができます。

「腎」の働きを補う腹式呼吸

さて、東洋医学の視点から、腎の働きを補うために必要な深呼吸のコツをお教えしましょう。

1. 息を吸う…「肺は呼気を主り、腎は吸気を主る」と言います。とにかく最初はしっかりと息を吸うことが大切になってきます。

2. 息を吐き出す…「肺は腎の母」と言います。腎を補うためには、まず肺の働きを活性化しておく必要があります。そのために、これ以上は吐き出す空気がないというところまで、ゆっくりしっかりと息を吐き出しておきましょう。

3. 丹田を意識する…「関元は腎を補う」と言います。関元というツボはおヘソの下にあって、武道家が言う「丹田」に位置します。腹式呼吸を行い、おヘソの下を膨らませるように意識することで、腎を補うのです。お腹を凹ませながら息を吐く時に、おヘソの高さで手のひらをお腹に向け、手のひらでお腹を押すようなイメージで息を吐ききります。

大事な場面では必ず腹式呼吸を

お腹を膨らませながら息を吸う時には、おヘソの高さで手のひらを前向きにして、手のひらでお腹を押し出していくようなイメージで目一杯に吸い込みます。このように手でお腹を引っ込めたり膨らませたりする動作を加えると、腹式呼吸をイメージしやすくなります。

身体を休める時だけでなく、大事な会議の前にもこの呼吸を取り入れてみてはいかがでしょうか。

疲れると足が冷える。しかし、足を温めるのは逆効果？

疲労が取れず、手足が冷たい状態が続いている方は体調管理ができていないかもしれません。

私の鍼灸院を訪れる方々を見ても、性別を問わず冷え性が増えています。疲労の回復や体調管理がうまくいかず、老け込みが進んだ症状と言えるでしょう。

デスクワーカーに代表される頭脳労働者は、任された仕事以外にも、職場での責任や人間関係などによる精神的なストレスで自律神経が極度に緊張しています。

脳疲労はゆっくり休んでも、疲れがなかなか抜けにくいものです。週末の休みに朝から晩まで運動をした日の夜は、もうクタクタで夕食も取らずに寝てしまうことがありますが、しかしぐっすり眠った翌日は、多少の筋肉痛が残っていたとしても、気分爽快です。肉体疲労と脳疲労には、こうした違いがあります。

実は身体の反応も、肉体疲労と脳疲労では異なります。例えば、赤ちゃんが眠たくなると手足が温かくなるのと同じように、大人も疲労を感じると手足が火照ります。この時、手足に汗はかいていません。しかし、ストレスによって疲労を感じている人は足が冷えて、手には汗をかいています。これは交感神経が働いていることによって表れる特徴的な反応です。

脳疲労は気が身体の上部に溜まり、手足の冷え性が生じる

頭脳労働者の脳は、目で情報を確認して頭で理解し、情報処理をし続けています。この時、脳は大量の酸素と糖分を消費していきます。全血流量の25％もの血液が、脳に送られると言われ、全身の気が上半身に偏りやすくなることで、末梢部分に当たる手足の冷え性が生じてくるのです。

足が冷えていたら温めればいいと勘違いされがちですが、体内を循環している約5リットルの血液が上半身へ偏っているだけなので、**実は頭を休めてリラックスすれば、自然に血流が足元へ流れ出し、足先までポカポカになるのです。**足に汗をかいて冷えていると感じたら、5分でも10分でもいいので、何も考えずにボーッとしてみましょう。

使い捨てカイロで冷えを取るのはNG

「腰を冷やさないように、いつも使い捨てカイロを腰に貼っているんです」とおっしゃる方がいらっしゃいます。確かに温熱効果によって温まってはいるのですが、身体に負担をかけていることを知らずにいる方が多いです。

新鮮な血液を運んでいる動脈は「温める働き」を持っており、身体の深い場所を通っています。使い終えた血液を運んでいる静脈は「放熱する働き」を持っており、身体の表面を通っています。

使い捨てカイロの中には50度近くまで発熱するものがあり、身体の表面部分だけを温めるので、放熱する役割を担っている静脈が温められることになります。もちろんカイロが当たっている部分は実際には温まりますが、熱のコントロールをしている血管が静脈にどのように血液を流せばよいのかを迷ってしまっている状態になります。

使い捨てカイロを使うなら、30分程度

使い捨てカイロを直接肌に当てるなら2~3分、肌着の上からなら30分程度にしましょう。休息時に横になって温めます。温熱効果によって、腎臓へ流れる血液が増え、尿が効率よく作られるようになります。腎臓に向かう動脈の血流が増えたことによって、腎の働きが補われたということになるのです。

一流が「バランスチェア」を好む理由

エリートに、猫背の方が少なく、美しい姿勢の方が多いのは、セロトニン分泌を促す身体を保っているから。

セロトニンには、自律神経を整える効果があり、ストレスや疲労の回復には欠かせないホルモンです。猫背になりがちな姿勢を改善しセロトニンを出す道具として、ビジネスエリートの方たちは「バランスチェア」を活用しています。

1970年代後半に、ノルウェーのハンス・クリスチャン・メンショールが、まるで日本人が正座をしている時のように背筋を伸ばしたまま座ることができる椅子を3人の設計士とともに開発し、「balans® NIPPON」と名付けました。その後、世界中で「バランスチェア」という愛称で親しまれています。

人間工学的にとても優れており、楽に着座ができて、猫背になりがちなデスクワークでも骨盤が立ち、姿勢を正してPC作業ができます。

普通の椅子も座り方を変えるだけでバランスチェアに

しかし、すぐにバランスチェアを買うことは難しい方もいらっしゃるでしょう。そこで、普段の椅子を「座り方を変える」だけで、バランスチェアのように座ることができる方法があるのでご紹介します。

一般的なオフィス用の椅子は、座面の幅が約33cmで、座面で体重を支える坐骨の平均的な幅は約13cm。左右の股関節の平均的な距離は男性で約38cm、女性で約41cmです。こうした椅子であれば**坐骨で体重を支えたまま、椅子の座面の横に向かって足を広げることが可能です。**

デスクチェアに足を大きく広げて座るこの姿勢では、膝が少し下がり、深く座った時と同じように骨盤が前傾しやすくはなりますが、そのおかげで背筋がスッと伸びて、猫背の姿勢を自然なポジションに変えることができます。

ただし、ずっと股関節を広げたままの姿勢でいると、お尻の上のほうにある中臀筋が緊張したままになってしまいます。股関節に問題を抱えている人にはあまりおすすめできませんので注意してください。

道草しながら通勤すると休息できる

多忙なビジネスマンにとっては、「通勤時間が唯一身体を動かせるタイミング」というケースが多いと思います。

心身の疲労によって私たちから元気を奪っている原因の一つが「セロトニンの減少」。このセロトニンの90%を生み出しているのが小腸なのですが、この**セロトニンを活性化させるために「20分間のリズム運動が最適」という研究結果があります。**

「α2波」によるクールな覚醒状態で集中力と意欲が増す

リズム運動と言ってもダンスのような動きをするわけではありません。日常生活で行っている「歩行」「呼吸」「咀嚼」に代表される3つの反復運動なのです。興味深いことに、これらの運動を行うと大脳皮質が覚醒した時に発する「α2波」という脳波が観測されるのです。

この「α2波」が出ていると、緊張が緩和されてスッキリとした爽快感がある、クールな覚醒状態になります。同時に、集中力と意欲が増すというのですから、早速明日からリズム運動を始めたいものですね。

そこで**患者さんにおすすめしているだけでなく私自身も行っており、おすすめしたいのが「道草通勤」です。**

ギリギリまで布団の中で惰眠をむさぼることを止めて、今までよりも30分早く出勤してみましょう。そして少なくとも20分を、徒歩か自転車によるリズム運動の時間（通勤時間）に変えることで、朝からパフォーマンスを上げていきましょう。

通勤時間や移動時間に途中下車で歩いてみる

「いつも同じ通勤路」だと飽きてしまうので、ある時は近所の神社で手を合わせてみたり、ある時は遠回りして街路樹が生い茂る道を辿ってみたりと、色々な道草をしながらの通勤をしてみましょう。そんなひと手間で通勤時間が休息時間に変化します。

「そんな、まさか」と言う前に、だまされたと思って手提げバッグをリュックに替えて道草をしてみてください。山手線の一区間平均は、1・2km。徒歩の平均時速は4kmですから、18分あれば歩ける計算になります。

私は東京へ出張に出かける時は、必ずリュックで出かけます。恵比寿駅から三田駅まで行くのに直線距離で歩いたら30分を切ります。電車に乗って移動すると約20分、実は歩いてもあまり時間は変わらないのです。街を散歩してみると今まで気づかなかった発見もたくさんあって、心もリラックス、思わぬ結果につながるすごいアイデアが生まれる時間になるかもしれません。

良質な体息にウォーキングは必須

身体を健やかな状態にしておくための運動には、様々なものがありますが、私はウォーキングが基本と考えています。歴史を振り返ってみても人の身体の最大の特徴は「二足歩行」に進化したこと。私たちの身体を活かす動きは歩行なのです。

本書のテーマは「最強の体調管理」ですが、質のよい休息を取るためには事前準備が必要。それが、ウォーキングなのです。

古典医学書には「動きっぱなしは、肝の働きが弱くなる」「立ちっぱなしは、腎の働きが弱くなる」と書かれています。では横になって休んでいればよいのかというと、「寝っぱなしだと、肺の働きが弱くなる」とも書かれています。「肺は腎の母」という東洋医学の言葉の通り、ゆっくり休んで腎を補うためには、適度に肺を働かせておくことがポイント。ウォーキングは老け込まない身体作りの第一歩なのです。

パフォーマンスを高めるためのウォーキング

ウォーキングやジョギングなどの有酸素運動の効果には諸説あり、中には「老化を加速させる」という話もあります。そこで、一流の人たちが、自身のパフォーマンスを高めるために行っている、ウォーキング法をご紹介しましょう。

ウォーキングの時間は、一日20分が目安です。20分歩くとセロトニンの分泌と脂肪燃焼が始まり、身体が軽やかに感じられるようになります。できるだけ立ち止まらないように、連続して歩けるルートを選んでください。

ウォーキングは少し大股で、腕を振りながらのびのびと歩きましょう。大きな筋肉をしっかり動かすとカロリー消費が高く、基礎代謝が上がり、血液もダイナミックに流れ始めます。まっすぐ前を向いて、胸を張り、かかとで着地しながら歩いてみてください。

汗が滴り始めたら、クールダウンします。呼吸が大きくなってくると、肺によるガス交換が盛んになり、心拍数が上がり、身体の表面への血流量が増してきます。**細胞の代謝が上がりカロリーを消費し始めるサインは、「じんわりと発汗」。流れ落ちるほど汗をかくと、余計に疲れてしまうことがあるので、運動も腹八分目に抑えておきましょう。**

スキーをする時に使うストック（ポール）を両手に持って歩く「ノルディック・ウォーキング」も、このところ全国的な広がりを見せていますね。ポールを持つと両腕を均等に振って歩くことができるので、全身運動としても効率がよく、歩行のリハビリにも活用されることがあります。

ウォーキングでは、歩数を気にする必要はありません。昔、一万歩健康説が流行りましたが、膝を酷使して1万歩を無理して歩くよりは、「心地よく歩ける」ところまでウォーキングをすることのほうが大切です。

スロー・ジョギングこそ最強の疲労回復

友達とおしゃべりをしながら、並走できるくらいのジョギング「スロー・ジョギング」はさらにおすすめです。

「腎」を補う運動で、加齢による筋力低下を予防する

腎を補う運動のポイントは、筋肉をつけるのではなくスタミナをつけるということ。軽い運動を継続し基礎体力を上げることが大切です。力まずに、心地よく走れる速さでジョギングするのが、長く続く東洋医学が考える最良な運動です。

スロー・ジョギングの方法は、以下のようになります。

1. おしゃべりができる程度の息遣いで
2. 自然な歩幅を保つ
3. つま先から着地する
4. 時間は20~30分間が目安

ビジネスエリートと聞くと、皆さんジムで筋トレをしているように感じますが、激しい筋トレには至らないまでも、加齢による筋力低下（サルコペニア）の予防にかなり効果的ですし、脂肪燃焼を促すこともできます。

休日に布団の中でゴロゴロしているよりも、ずっと良質な疲労回復につながります。

第4章

人生後半に差が出る最強の「生活習慣」

ここまで、私のこれまでの臨床経験から考える、自分で行える「体調管理」の方法について、お話ししてきました。

東洋医学の考えでは、人は各々、生活習慣が違い、さらに体質も違うので身体に感じる不調は、千差万別。

しかし、抗うことのできないのが「老化」。若い間は千差万別だった体調も、加齢によって「腎虚」という一つの体質に近づいていくのです。

つまり、**老化によって共通の身体の悩みを抱えがちになります**。第4章では、多くの人の共通の悩みを解決し、パフォーマンスを落とさないために習慣にしていただきたい手軽な運動をご紹介していきます。

今はそういった症状がないという年齢の割に元気な人でも、いつ不調が訪れるかわかりません。**自分の身体の声に耳を傾けることを忘れないでください。**

「まさか、五十肩？」と思ったらどうしたらいい？

長時間のデスクワークを何十年も続けているから、年中肩こりがひどいのか、それとも、そろそろ五十肩なのか……。

仕事が忙しいと、忘れてしまっているかもしれません。最近、シャツの袖に腕を通すのが痛い、ゴルフのスウィングが固くなったなどと感じ始めたら、セルフケアを始めましょう。

まずは、自分の肩の状態を知ることから。私の鍼灸院では、肩の悩みを抱えている方に次のページのような自己診断をやってもらっています。

次ページの2つの動作を行った時に、肩が痛むようであれば、いわゆる五十肩の症状が出ています。

[五十肩チェックテスト]

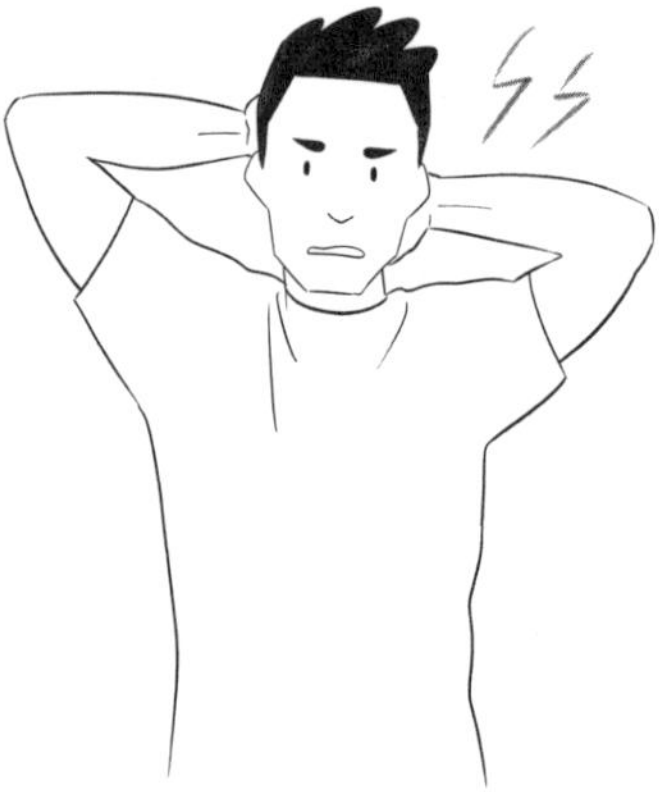

結髪テスト

首の後ろで手を組む動作で、肩が痛む

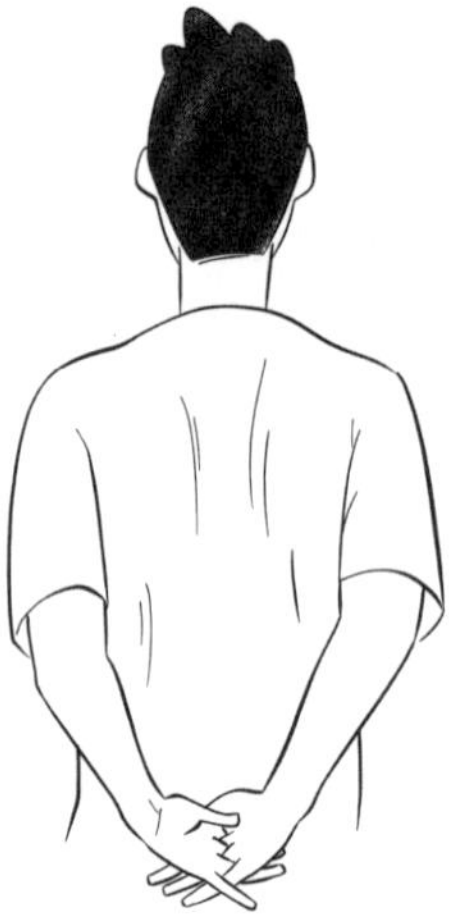

結帯テスト

腰の後ろで手を組む動作で、肩が痛む

五十肩とは筋肉の老化による痛み

そもそも五十肩とは、老化によって起きる筋肉の変化の一つです。筋肉の細胞が老化することで、筋肉が細くなったり、筋力が落ちたりして、痛みが起きます。主に、二の腕でチカラコブを作る上腕二頭筋の付け根で起こります。

一般的に鍼灸院では鍼に低周波電流を流すことで筋肉を動かしたり、お灸や遠赤外線を使って温めることで血流の改善を促しながら、痛みをコントロールする施術をしますが、**自宅でできるケア方法としては、筋肉を適度に動かし細胞を活性化させるエクササイズで、痛みを緩和していくことをすすめています。**

次のページの2つのエクササイズを3ヶ月続けると、肩の痛みが緩和され大きな体調の変化を感じると思います。

[五十肩改善エクササイズ①]

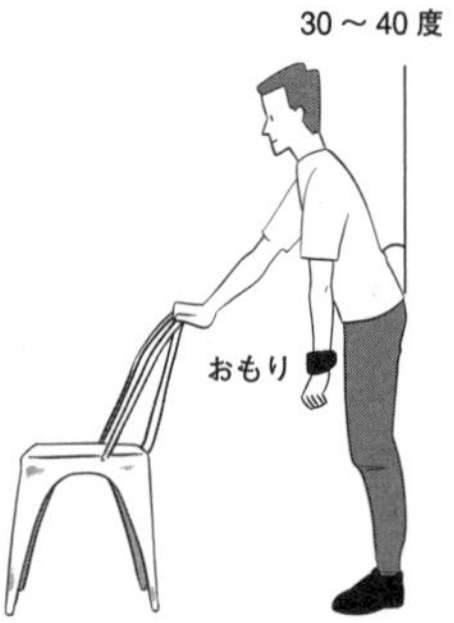

1. 肩の痛みがあるほうの手におもりをつけて、30～40度おじぎをした姿勢になり、反対の手で椅子の背をつかむ

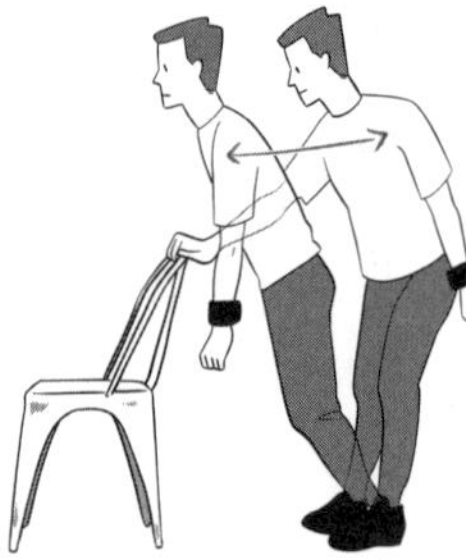

2. 椅子の背をつかみながら、全身を2～3回大きく動かす

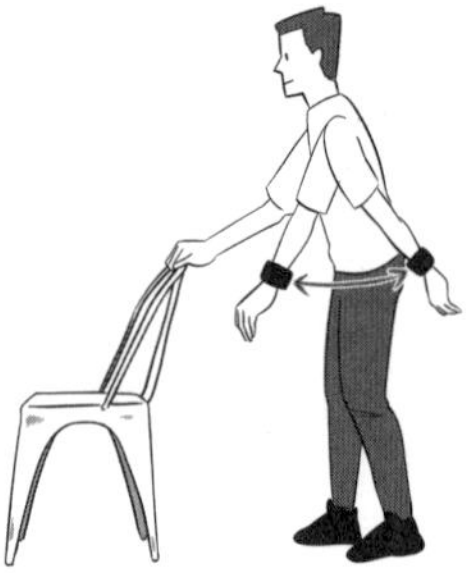

3. 身体は動かさず、振り子のイメージで腕を揺らし、自然におさまるのを待つ　→　10回繰り返す

[五十肩改善エクササイズ②]

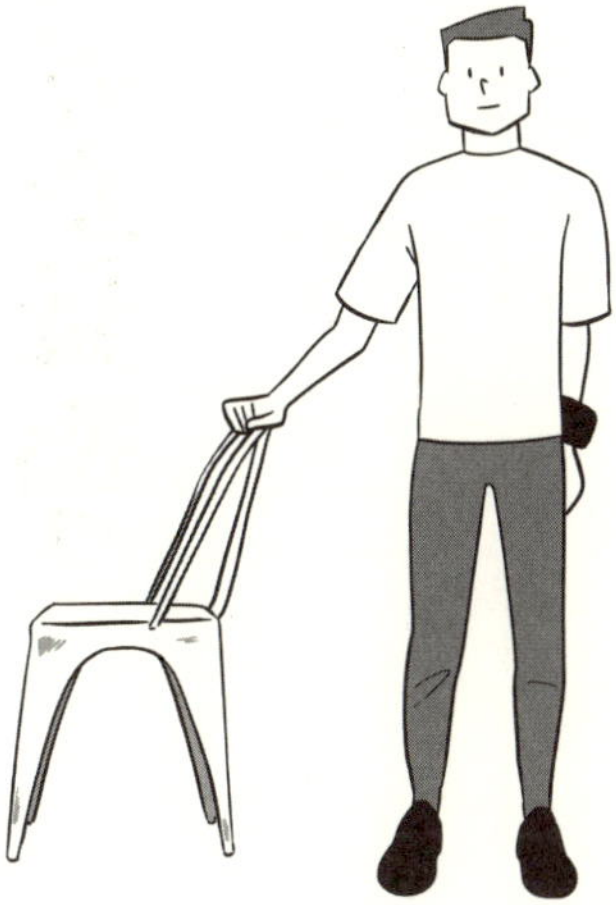

1. 痛みのあるほうの手におもりをつけて、反対の手は椅子の背に置き、力を抜く

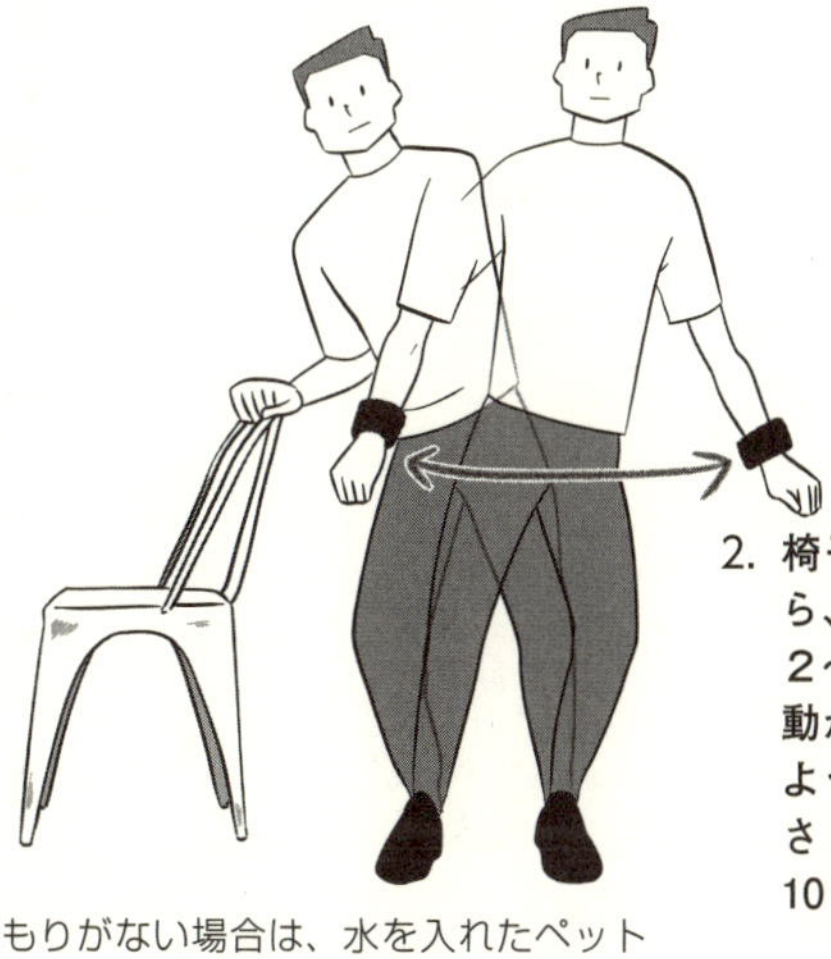

2. 椅子の背をつかみながら、全身を左右に大きく2～3回動かす。身体は動かさず、腕を振り子のように揺らし、自然におさまるのを待つ → 10回繰り返す

※おもりがない場合は、水を入れたペットボトルやアイロンなどを持って行うとよい

片足立ちで靴下が履けなくなったら老けた証拠?

朝、着替えで靴下を履く時に、片足立ちするとフラついてしまう。最近の運動不足のせいだと思っている人もいらっしゃるでしょう。でもこれは深刻な老化のサイン。完全に腎虚な身体になっています。

腎虚体質が不調を連れてくる

立って靴下を履くとフラつく以外にも、次のような自覚症状が出ていないでしょうか。チェックしてみましょう。

1.　2リットルのペットボトルを持ち帰るのが辛い
2.　階段を上る時に手摺を使わないと辛い
3.　15分以上歩くことが辛い
4.　家の中でつまずいて転ぶことが増えてきた
5.　青信号で横断歩道を渡りきれない

これらの5項目に一つでも引っかかったら、体調管理のための運動を始めるタイミングです。

筋力低下＝「運動器症候群」とは？

老いるに従って、身体が硬くなるのは避けることはできません。例えば、**立位体前屈で床につけた手も、いつしか、手をつくのが辛くなるようなことに心当たりがあることでしょう。**

この症状は、別名「運動器症候群」と言い、老化による筋力低下が原因です。

ストレッチをしたりして、関節を柔軟にする運動をするだけでは、そう簡単には身体が柔らかくはならないのです。

「運動器症候群」を緩和する運動

では、これらの症状を緩和するために、どのような運動を行えばいいでしょう。

ポイントとなるのが、**太腿の前側にある大腿四頭筋と呼ばれる筋肉を意識することです。この筋力が低下すると日常生活の中で足腰の弱さを自覚しやすくなりますし、膝の内側が痛み始めることもあります。**意識的に軽い負荷をかけて身体を動かし、柔軟性を保つようにしましょう。それによって、腎虚で弱った足腰を強化し、いつまでもハイパフォーマンスを維持できる肉体を手に入れることができます。

次ページのようなエクササイズを、体調管理の一つとして習慣として取り入れてみてはいかがでしょうか。

[筋力低下を防ぐ運動]

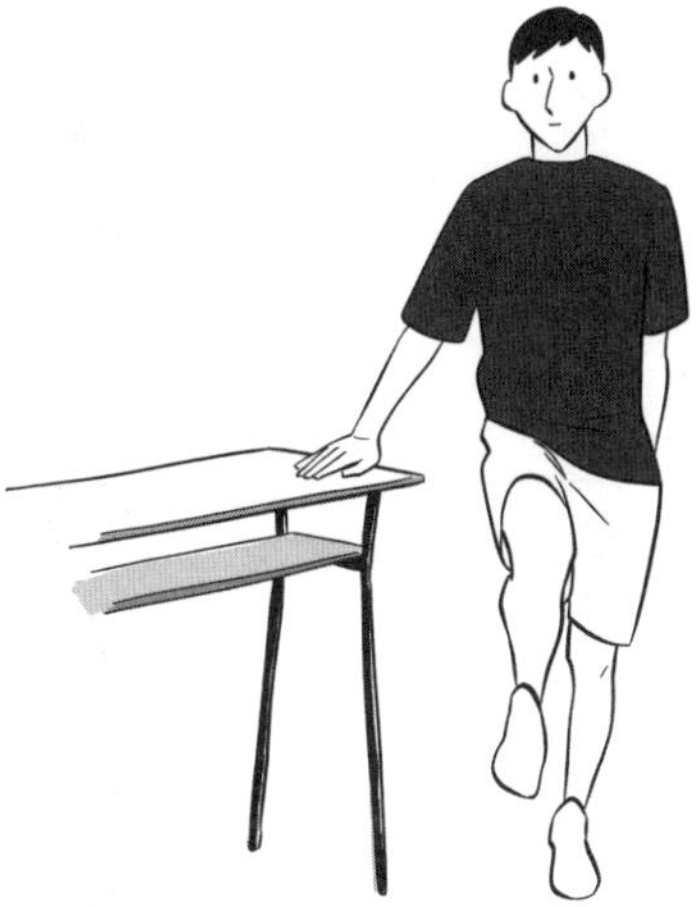

机などに手を置いて、身体を支えながら、片足立ちを左右1分ずつ行う

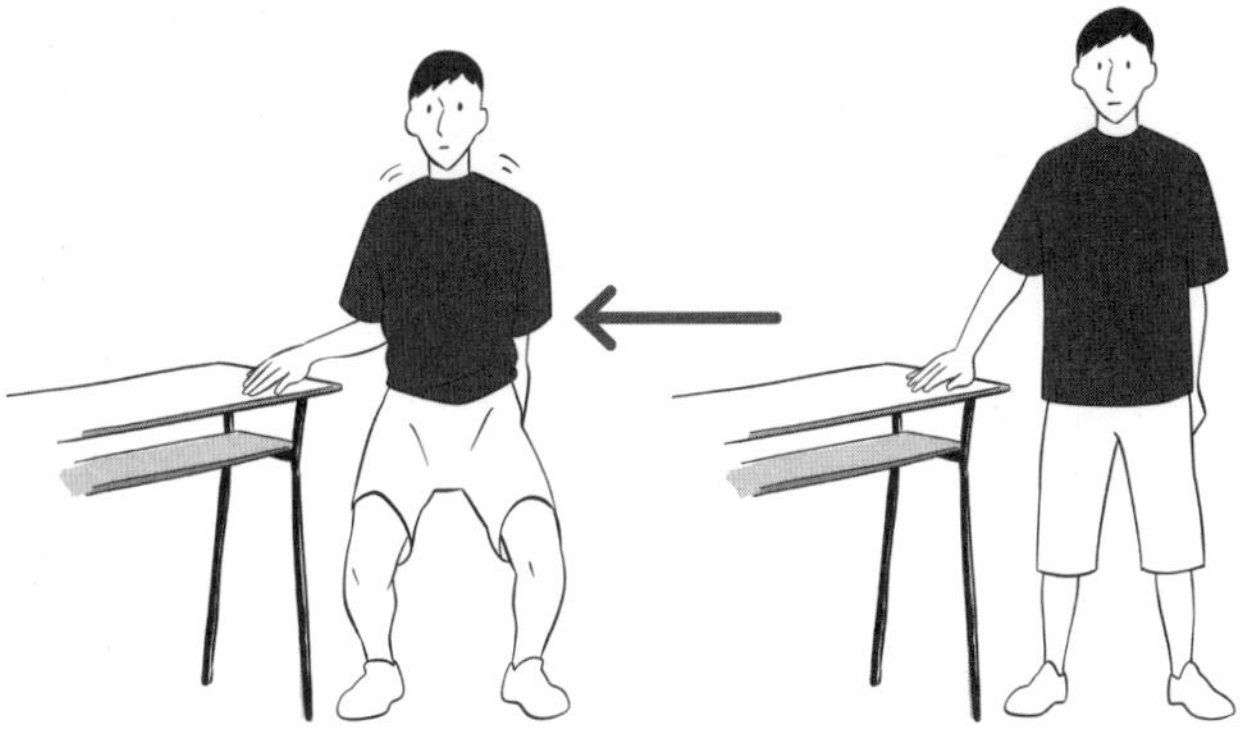

肩幅の広さで立ち、つま先を30度ほど外に向ける。膝がつま先よりも前に出ないようにして、膝を90度まで息を吐きながら5回、ゆっくり曲げる

膝の痛みで、パフォーマンスを低下させないために

皆さんご承知のように、鍼灸院には、痛みを抱えた患者さんも多数来院されます。中でも年を重ねると、膝に痛みを抱えるようになった患者さんが増えます。

体重がある人は、体重の重さで膝に負担がかかっていると思いがちですが、私の長年の経験では、膝の痛みは別のところに原因があるケースも多いのです。

膝が痛くなる原因の一つに、大腿四頭筋が硬くなることが考えられます。太腿は、股関節に筋肉がくっついています。上は股関節、下は膝にくっついており、この膝との接続部分に痛みが出ることが多いのです。

つまり、膝の痛みは、「関節の痛み」と「膝周りの痛み」に分けることができます。

鍼灸院で膝痛の患者さんを診ると、多くの場合が「膝周り」に痛みを感じています。**運動不足によって膝の周りにある筋肉や靭帯が硬くなると、膝の曲げ伸ばしをした時に骨と接触して炎症が起きてしまうのです。**

この症状を和らげるには、太腿の筋肉を鍛えて柔らかくしておくことが大切です。

膝の痛みを防ぐには、太腿ストレッチから

積極的に歩いたり階段を使ったりすることはよいことではありますが、使いすぎによる痛みが起きるのも心配。セルフケアは、太腿のストレッチから始めましょう。スポーツジムへ通う必要はありませんし、特別な用具も要りません。朝食を食べる前、夜に入浴した後、リラックスするつもりで大きく深呼吸をしながら次ページのストレッチをしてみてください。柔軟性を高めていきましょう。

［太腿ストレッチ］

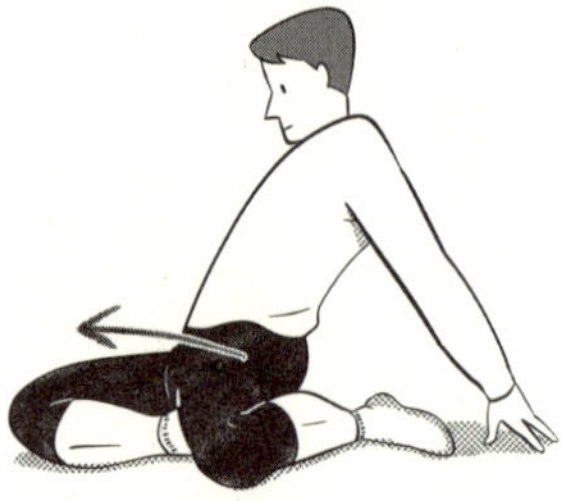

座った状態で両方の膝を
曲げ、前太腿を伸ばす

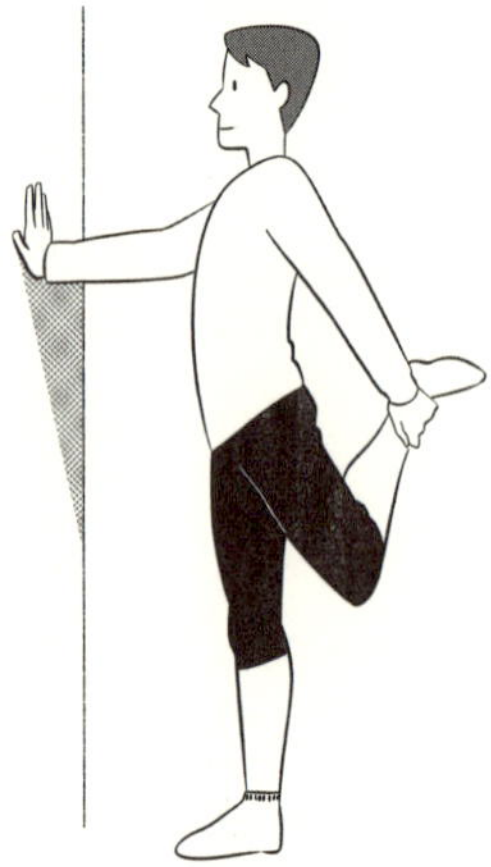

壁に手をついて膝を曲
げ、前太腿を伸ばす

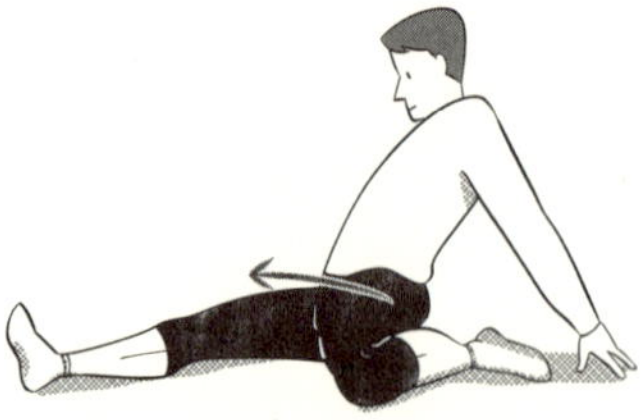

片方の脚を伸ばして座
り、もう片方の脚の膝は
曲げ、前太腿を伸ばす

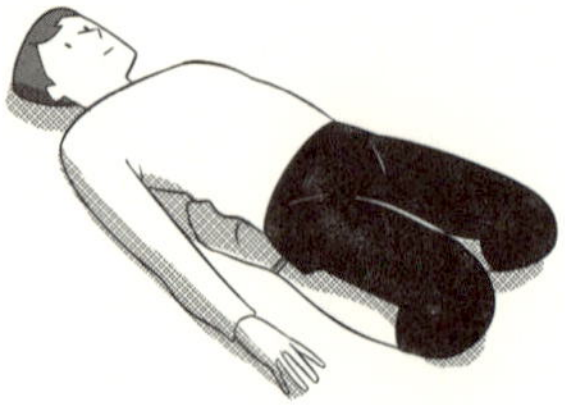

仰向けになり、両膝を曲
げて前太腿を伸ばす

ビジネスマン最大の敵「ぎっくり腰」

腰の悩みを持つ方は、年を経るごとに増えていくようです。特に、ぎっくり腰は、習慣性の病のようで、一度ぎっくり腰を経験すると、再発しやすいと言われています。歩くことはもちろん、ベッドや椅子だけでなく便座から立ち上がれなくなったり、くしゃみや寝返りで激痛が走ったり、心底困る症状です。

残念ながら市販の鎮痛剤では痛みを抑えるには至らず、2週間ほど腰痛を抱えながら生活することになるケースが多く見られます。

「ぎっくり腰」を予防する心得

ぎっくり腰は、重たいものを勢いよく持ち上げた時に起こると思われがち。実は何気ない日常動作の中で突然に起こることが多いのです。例えば、朝に目覚めて顔を洗う時の姿勢。出勤時に靴を履こうと、かがんで靴を揃えた時。デスクワークが一段落したのでティーブレイクしようと、立ち上がりざまにデスクの引き出しからスマホを取り出そうとした時。走ってきた子どもや孫を、抱き上げげた時。どれも、不意打ちでやってくるのです。

整形外科では「急性腰痛症」や「腰椎捻挫」という診断名がつくケースが多いようです。最新の研究によれば「3日以上の安静は逆効果」「日常生活と同じように動かす」「原因の85%は不明」「原因は腰だけではない」ということが判明しています。腰椎と腰椎の間でクッションの役目をしている椎間板に麻酔をしたところ、約7割のケースで痛みが消えたそうですが、それでも医学的な原因はハッキリと突き止められてはいません。

姿勢を保つために多裂筋・腹斜筋・腹横筋などの筋肉がコルセットのように作用しています。この3つの筋肉は「コルセット筋」と呼ばれています。このコルセット筋を鍛えると、ぎっくり腰の予防に有効だということがわかっていますが、とはいえ、一人でトレーニングを持続させるのはなかなか難しいものです。

心の中で「よっこいしょ」の掛け声を

シンプルにぎっくり腰予防をしたいのなら、意外に思うかもしれませんが**動作をする前に「よっこいしょ」と掛け声をかけるのがおすすめです。掛け声をかけると脳が興奮し、筋肉の運動抑制を解除する「シャウト効果」が起きます。**

さらに声を出す時に腹圧がかかるので、体幹が安定します。さすがに「よっこいしょ」は少し年老いて聞こえるので抵抗がある方は、「ヨシッ！」「シャーッ‼」など と威勢がよく聞こえる掛け声でもいいかもしれませんね。

エリートほど瞼のたるみが気になる

眼精疲労によって、目の周りの血流不全が起きることがあります。**私たちの目を、15グラム程度の力で軽く圧迫することで、血流を戻すことができます。**眼球の裏の神経が押されることで、その刺激が副交感神経に伝わり、血圧や心拍数が落ち着くのです。これを「アシュネル反射」と呼びます。

「なんだか眠たそう」「交差点で止まっている時に、信号を見上げにくい」、鏡で自分の顔を見たらタレ目になってきている。これは眼精疲労ではなく「眼瞼下垂」のサインです。

「眼瞼下垂」は、老化によって起きる筋力の低下が理由です。瞼を引き上げる筋力が弱くなったり、瞼を引き上げる眼瞼挙筋と瞼のジョイントが緩んできたりすることで、上瞼が垂れ下がってくるのです。

長期間にわたってハードコンタクトレンズを使っている人にも、現れやすいとされています。

目の形には当然個人差がありますが、西洋医学では、正常な瞼の位置とされる診断基準があります。それが「瞳の中心から上瞼までの距離」で、3・5㎜以上あるのが正常とされています。

[正常な瞼の位置]

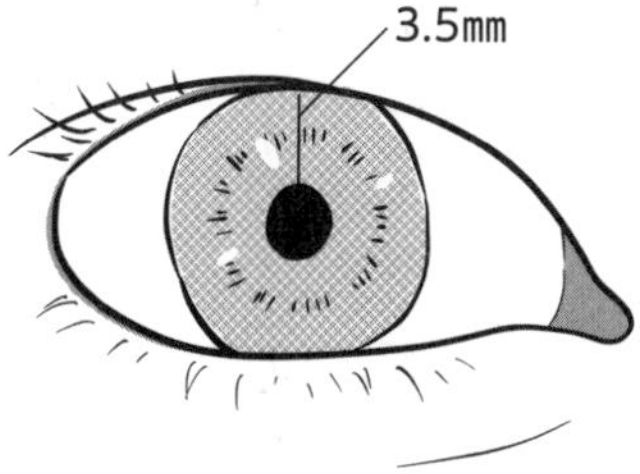

瞳の中心から上瞼までの距離が 3.5㎜以上

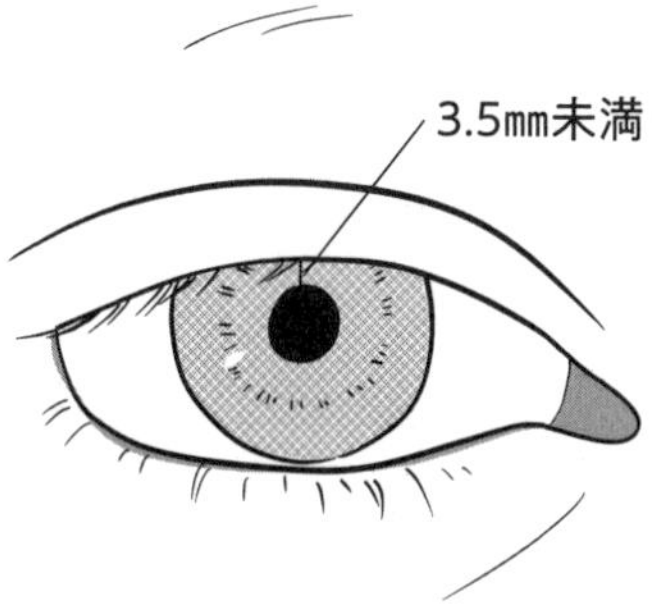

距離が 3.5㎜未満になると瞼がたるんで見える

鍼灸院では、目の周りにある眼輪筋を鍼と低周波通電によって刺激することで、眼瞼挙筋やジョイントとなっている挙筋腱膜などを活性化させます。

デスクワーカーにおすすめの瞼のケア

明らかな眼瞼下垂が起きてしまうと自力でのケアは難しいのですが、目の周囲筋が硬くなりやすいデスクワーカーには次の2つのセルフケアをご提案します。

1. 眉毛を指で押さえて動かないように固定し、目をぎゅっと閉じたり大きく開いたりする。

2. アイピローやタオルを電子レンジで温めて目の上に乗せ、目の周りの筋肉を休めながら血流を改善させる。

一流に見えるかの分かれ目「ぽっこりお腹」をスッキリさせる

それほど太っていないのに、お腹がぽっこりしてしまうのはなぜ?と思われる方もいらっしゃるでしょう。ビジネスエリートの方で、ぽっこりお腹の方が少ないのは、自ら筋力の落ち込みを防ぐケアをしているからです。

おすすめなのが、「四股」を踏むというトレーニングです。

使う筋肉は「腹筋」「大腿四頭筋」「中臀筋」「大臀筋」「ハムストリングス」といった、体幹を支える下半身の大きな筋肉。つまり、臀の働きに関わる筋肉たちを鍛えることができるのです。

もちろんこれらの筋肉はセロトニン神経支配筋群なので、しっかり動かせば心も身体もシャキッとします。

朝に四股を踏む社長の話

金融系企業で要職に就いているエグゼクティブのクライアントの中には、朝の運動に四股を習慣としていらっしゃる方がいます。重要な決断をする人には、気力と体力が必須。四股を踏んで、老化を防ぎ腎を補っているのです。

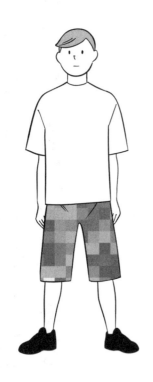

1. 足を肩幅より広めに開き、つま先を外へ向ける

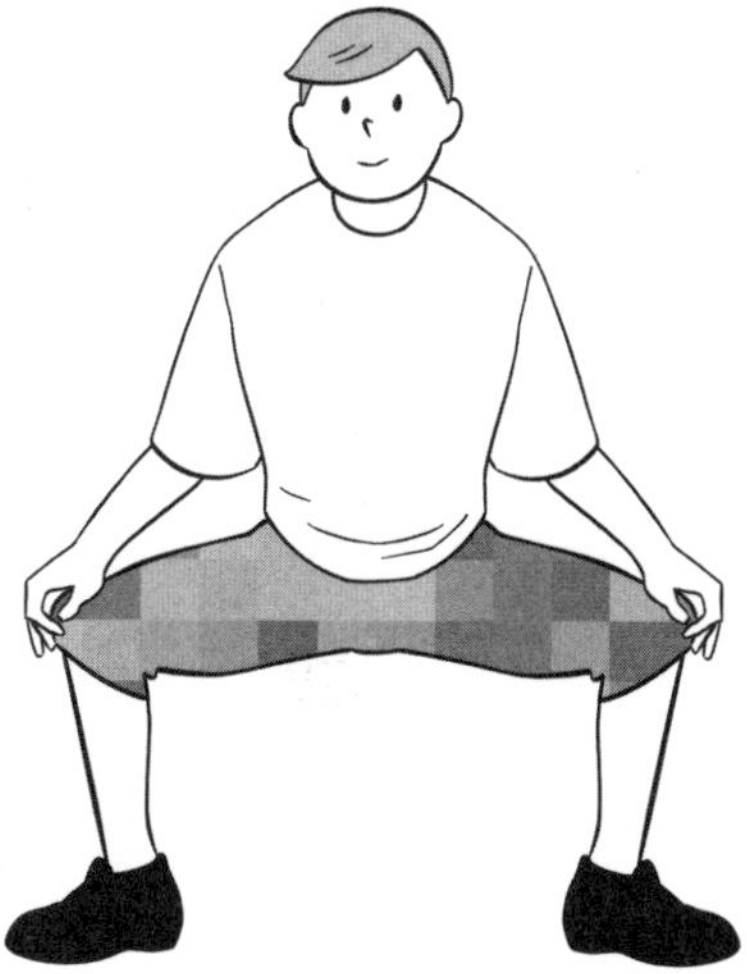

3. そのままお尻を垂直に下ろす

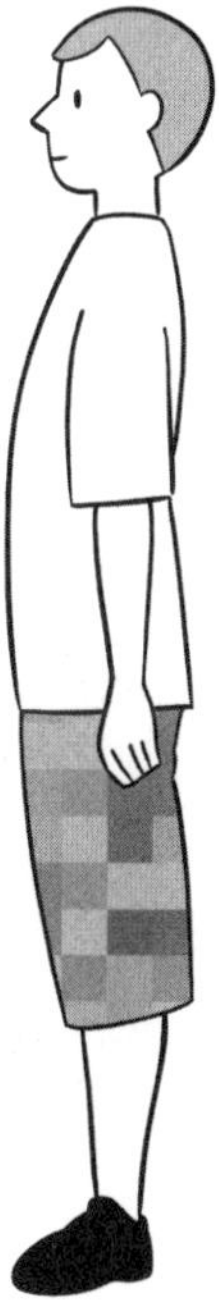

2. 背筋を伸ばす

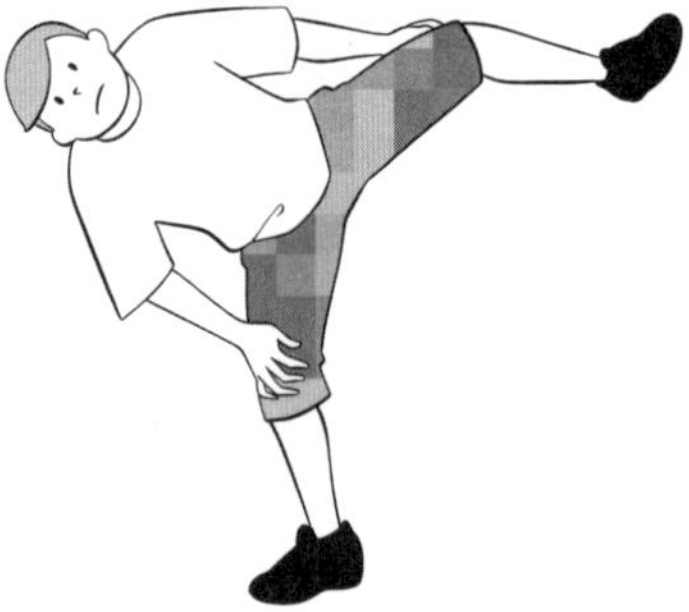

4. 足首・膝・股関節の角度が 90 度になるようにする

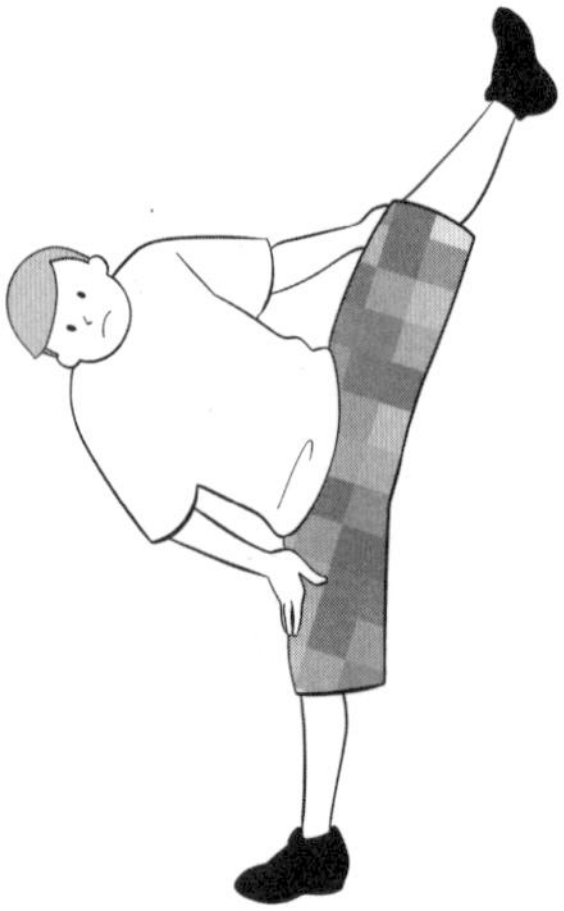

5. 右側へ重心を寄せ、足首・膝・股関節が一直線になるように左足を上げて、下ろす。反対も同じように行う

一流ビジネスエリートには加齢臭を感じない

年をとると、気になり出すのが加齢臭。スメルハラスメントという言葉ができてしまうように、私たちは臭いに対して敏感です。

東洋医学では、体質ごとに特有な臭いがあると言われています。体質が偏らないようなケアが必要ですが、皆さんが日常で取り入れるには少し難しいこともあるので、専門的な先生にやっていただくといいでしょう。ただしこの本が取り上げている**「腎虚にしない身体作り」なら、自律神経のケアと汗腺のケアで加齢臭を防ぐことができるようになります。**

加齢臭の原因も自律神経の乱れから

大方の原因は、自律神経の乱れによるものです。オヤジ臭のような30〜40代から出てくる腎虚による特有の臭いは、ストレスによるところが大きいでしょう。対策は、しっかりと汗をかくということ。できれば、汗腺を開かせる運動をすることがいいでしょう。

運動している時、汗腺は開いています。サラサラ汗が分泌されて、体温調節しながら、汗腺に溜まった老廃物も流してくれます。また、運動した後は身体が副交感神経による排泄反射が働くので、とても爽快な気持ちになります。

逆に、ストレスがかかり交感神経が働いている時の汗は、脂汗のように、ベトベトしています。つまり汗腺が十分に開かない状態で脂が分泌されているので、汗腺に脂が溜まってくるようになります。また、疲労が蓄積することで男性ホルモンの分泌が高まり、油分の分泌が増えてくるので、加齢臭が発生する原因にもなります。

女性でも、男性ホルモンが分泌されます。特に、閉経後は、女性ホルモンの分泌が止まることで、相対的に、男性ホルモンが多くなってきます。それによって、加齢臭が発生するようになるのです。

つまり**副交感神経を働かせて汗をかくことが大事だということです**。シャワーやお風呂でリラックスしながら汗を流すことで、汗腺に溜まる老廃物を少なくすることができ、肌を綺麗に保てます。

加齢臭には、洗いすぎが原因の場合もある

体臭の原因とされている皮脂を落とすために、シャンプーや石鹸でゴシゴシ洗いすぎると、逆効果になるということもあるので注意しましょう。「しっかり洗わないと、臭うでしょ?」と思われるでしょうが、そんなことはありません。「つけすぎ」と「取りすぎ」が様々な悪循環を生んでいるのです。

皮脂が多くなる原因として注意したいのが、洗いすぎ。皮脂が過剰に分泌されるのは、主に代謝が高い思春期のこと。40代以降の皮脂によるベタつきは若い頃のものとは原因が違うので、洗い落とすことは問題解決にはならないのです。

身体には、常に体内環境を一定に保とうとする「恒常性」という性質があります。洗うことでしか清潔になれないという間違った思い込みによって洗浄しすぎると、セラミドなどの皮脂が不足してしまい、角質層がカサカサになってしまいます。この皮脂の不足を補うために恒常性が機能して皮脂の分泌が進みます。

「カサカサしているのに、脂っぽい」というインナードライ肌は、このパターンになります。このタイプの肌を洗いすぎると、乾燥肌を守るためにまた皮脂が多くなってしまうのです。ですから、角質層のキメが揃うまでの1ヶ月間は石鹸で洗うことを止めてみてください。

皮脂が多くなるもう一つの原因は、ストレスです。ストレスがかかると、その原因と戦ったり逃れたりできるように、自律神経が身体を緊張状態にセットします。この時に働くのが、交感神経というスイッチ。交感神経が働くとアドレナリンというホルモンが分泌されるのですが、特に男性の場合には男性ホルモンである「テストステロン」というホルモンが多くなります。このテストステロンが多くなると、皮脂の分泌が多くなるのです。

加齢臭を避けたいなら、カフェインやラーメンは控える

交感神経が働いている人は、一時的により多くの刺激を体感することでバランスを取り戻そうとしますから、カフェインを摂ったり、濃いめの味で味覚を刺激したり、お風呂の温度を高めに設定する傾向にあります。脂っぽいアツアツのラーメンや汗が流れるほどの辛いキムチ鍋を食べると肌の血流はよくなりますが、発汗とともに皮脂の分泌も多くなってしまいます。また、お風呂の温度を上げると、皮脂が流れ出てしまい、乾燥を補うために皮脂が分泌されてしまうのでご注意を。

ワンアクションで肩こりを撃退する

デスクワークで肩こりに悩む人、頭痛で悩む人はたくさんいます。成人の頭の重さはおよそ体重の10％と言われていますから、体重が60kgの男性ならば６kg、体重が50kgの女性ならば５kgの重さがあるわけです。

肩こりはデスクワーク時に縮んだままの筋肉の筋疲労

この重量物を支えているのが、首・肩・肩甲骨周りの筋肉。デスクワークをしている間、ずっと筋肉は緊張を続けたままになります。筋肉は伸びたり縮んだりすることでポンプ作用をしながら血液を循環させているので、**筋肉が縮んだままでは筋細胞に酸素と栄養が届けられず筋疲労を起こしてしまうのです。**

肩こりには、以下のような筋肉が関わっています。あなたの肩痛を引き起こしているのは、どの筋肉でしょうか。

■僧帽筋…頭と首を背中につなげている筋肉

緊張によって肩が持ち上がっている人、もともといかり肩の人、重いバッグを肩に掛けている人がコリを感じます。首を前に傾けながら左右に伸ばすと、筋肉の緊張が緩んできます。

■肩甲挙筋…肩甲骨を首から持ち上げている筋肉

僧帽筋と同じストレッチで緩みます。特に肩回しをすると、よくほぐれる筋肉です。

■菱形筋…肩甲骨を背骨に寄せる筋肉

この筋肉を使わないと猫背になり、肩が前に入り込みます。呼吸が浅くなるので、姿勢を正して腕を左右に広げ、大きく胸を開けましょう。

肩こりに関わる筋肉はまだまだありますが、これらの筋肉を一つずつ動かすストレッチは手間がかかるもの。仕事の合間に緩めるために、次のページから紹介するワンアクションで解決しましょう。

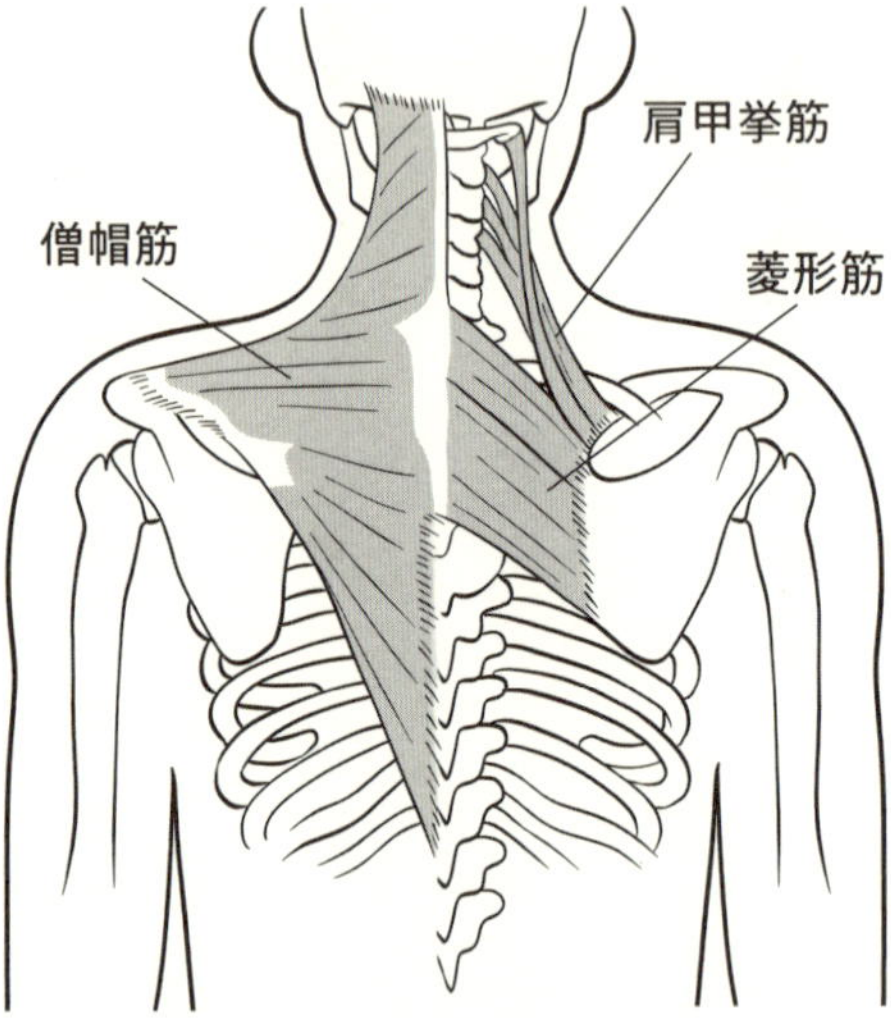

肩甲挙筋、菱形筋は僧帽筋に被われている

[肩こりに効くワンアクション]

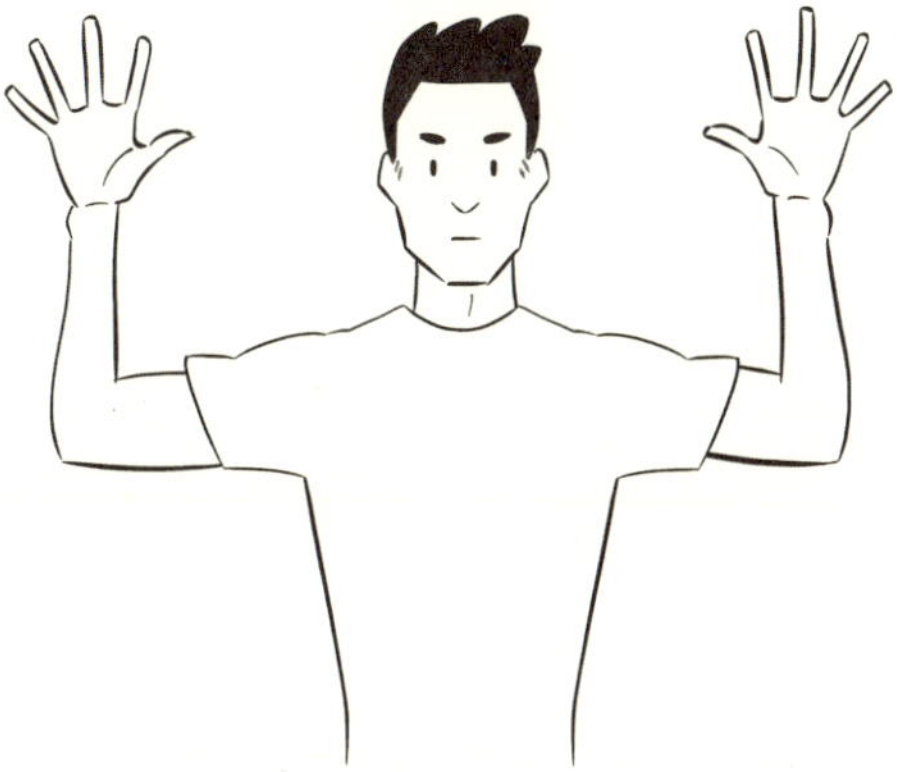

1. 手のひらを広げ、肘を90度に曲げたまま、両腕を開いて「びっくりのポーズ」をします

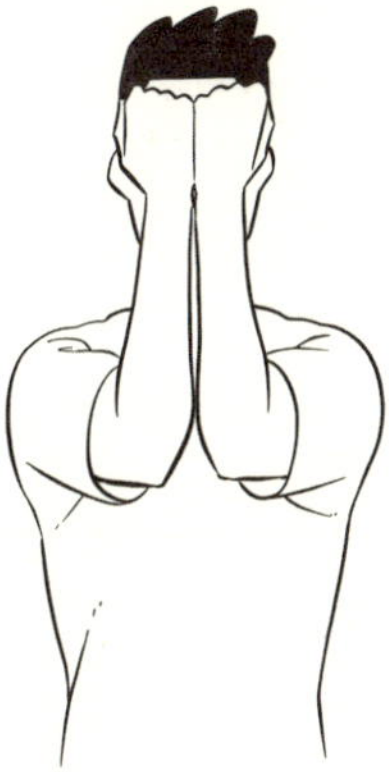

2. 息を大きく吐きながら、手のひらを握りしめつつ胸の前で肘と肘を合わせます。顔が隠れるように「ボクシングのガードのポーズ」をします

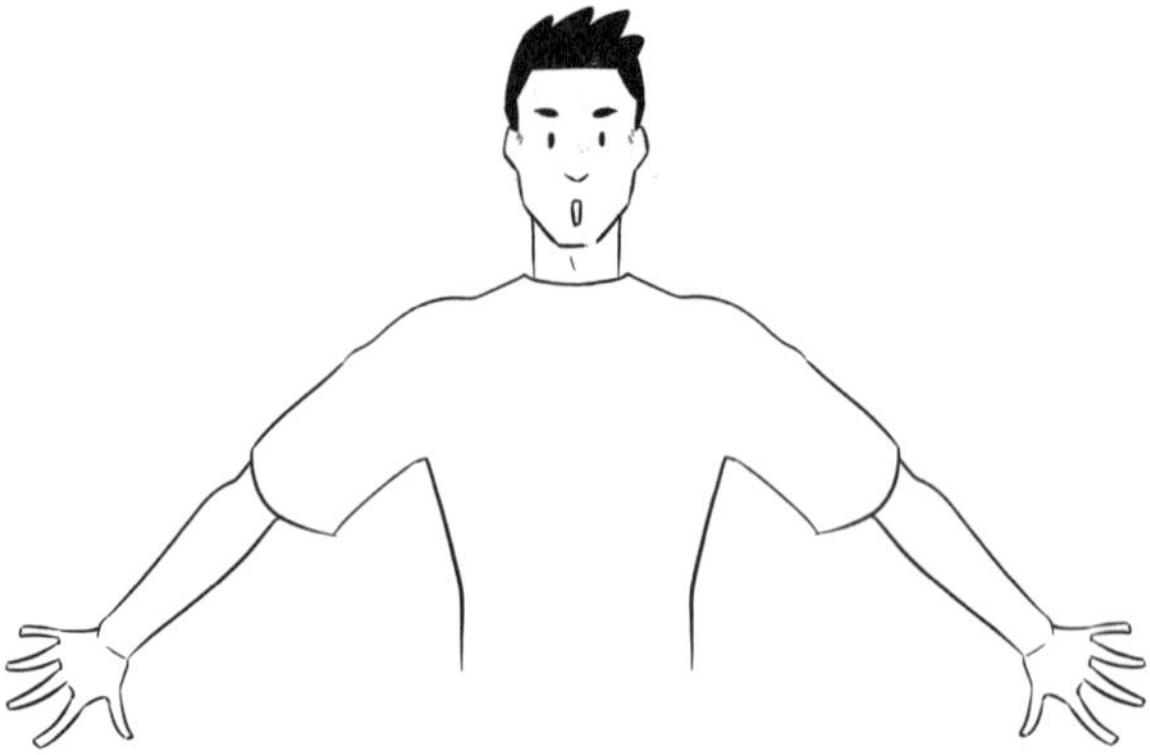

3. 息を大きく吸いながら、手のひらを広げつつ胸を前に突き出して、両腕を広げ「カエルが手を広げてジャンプするポーズ」をします

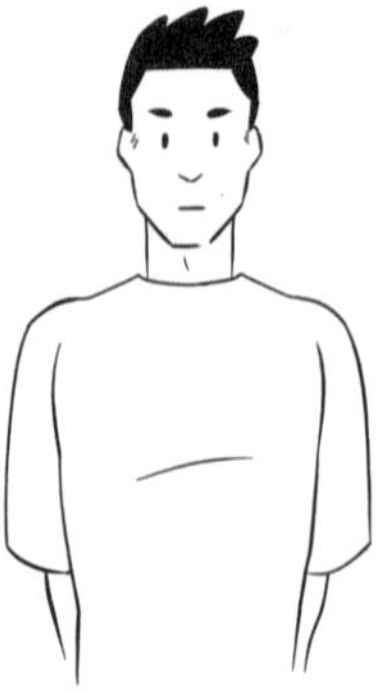

4. できるだけ肘を脇腹にある肋骨の後ろに回す意識で背中の筋肉を縮め、手のひらは外側へ向けます

「前屈4の字固め」で、辛い腰痛を撃退！

腰痛がある人は、なんとなく前かがみになる癖ができてしまいます。周りから見て、「老け込んでそう」と見られるような姿勢ではないでしょうか。

例えば、デスクの前に座ったままだと、姿勢を保つために腰周囲の筋肉が緊張したままになります。椅子に座って前かがみになったデスクワークの姿勢が、最も腰に負担を強いることがわかっています。

椎間板にかかる内圧を計測すると、立ったままの姿勢時を100とした場合、仰向けに寝た姿勢での負荷は25程度。正しい姿勢で座った時の負荷は140、前かがみで座ると2倍近い185という負荷がかかると言われています。

腰部椎間板ヘルニアの好発年齢は20〜40代で、男性に現れる率は女性の2〜3倍となっていますから、働き盛りの職業病とも言えます。やはりデスクワークによる腰への負担が大きいのでしょう。

この姿勢を保つために働いている筋肉は、「脊柱起立筋」「腰方形筋」「中臀筋」「ハムストリングス」など。それぞれの筋肉には、次のような役目があります。

腰を支える、4つの重要な筋肉の役割

■脊柱起立筋…上半身の姿勢をまっすぐに保つ

首の付け根から腰までの長い筋肉で、9つのパートから成り立っています。猫背になっていると、この筋肉が上半身を支えるために、ずっと緊張したままになってしまいます。背筋を伸ばし、上半身を左右にひねる動きをしてあげましょう。

■腰方形筋…上半身が前後左右に倒れないよう、肋骨から骨盤まで腰を横から支える

足を組んで座る癖があると骨盤の高さが左右で変わるので、この筋肉に負担がかかります。身体を左右に傾けて、腰の側面をしっかり伸ばしてあげると緊張が緩みます。

■中臀筋…股関節を、前後内外へ動かす時に使う

重心位置の保持や、骨盤を安定させる働きを担っています。お尻の上半分にある筋肉で、この筋肉も足を組んで座っていると、疲れてしまい硬くなっていきます。足を閉じたり開いたりすることで、緊張を緩めましょう。

■ハムストリングス…足をまっすぐに伸ばしたり、膝を曲げる時に使う

上半身を持ち上げる時にも、この筋肉を使います。座面で体重を支える坐骨から膝の内側まで、太腿の後ろ側にある3種類の筋肉をまとめて言います。この筋肉が硬くなると、骨盤が後ろに倒れ込みやすくなるので、猫背がひどくなります。膝の曲げ伸ばしを行うと、太腿の前側にある筋肉とのバランスを取りながら緩んでいきます。

硬くなった筋肉が柔軟性を取り戻すと腰痛の問題は解決する

これらの筋肉が緊張したままになっていると慢性的な腰痛になりやすく、椎間板を圧迫することにもなります。筋肉は身体を動かすためにあるので、本来の働きをさせてあげることが問題解決への近道。しっかりと筋肉を伸ばして、硬くなった筋肉に柔軟性を取り戻しましょう。

これらの筋肉は、椅子に腰掛けたまま効率よくストレッチすることができます。例えば、日頃から次のようなエクササイズを取り入れてみては、いかがでしょうか。

[腰痛改善エクササイズ]

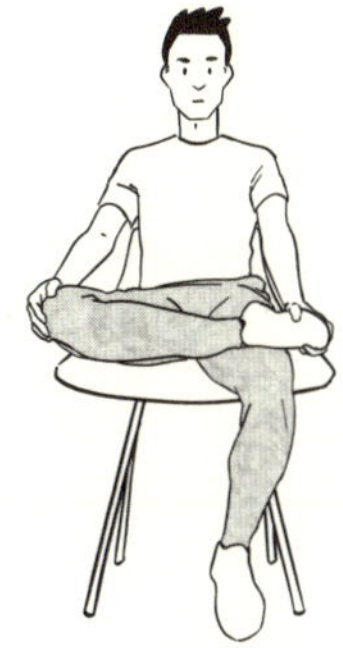

1. まっすぐに座り、右膝を曲げたまま、右足を左の太腿に乗せます

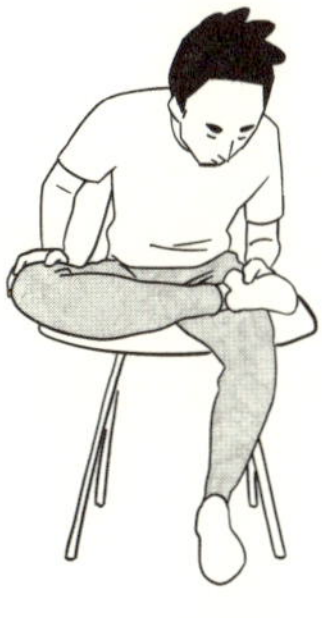

2. 右足首に胸がつくように、左前方に上半身を倒します

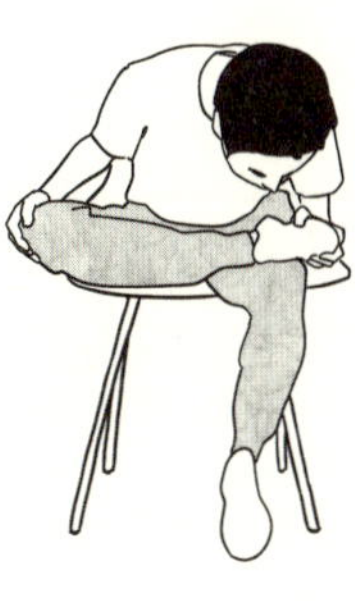

3. 右側の腰方形筋と中臀筋、ハムストリングスが伸びるのを感じながら、ゆっくりと息を吐きましょう

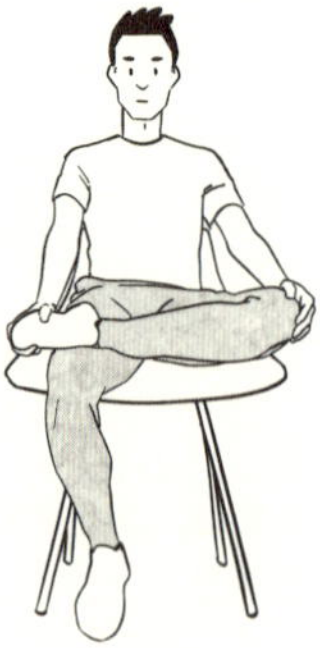

4. 姿勢を戻して、今度は左膝を曲げたまま、左足を右の太腿に乗せます

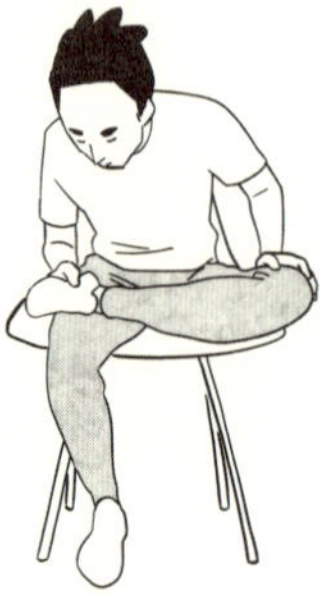

5. 左足首に胸がつくように、右前方に上半身を倒します

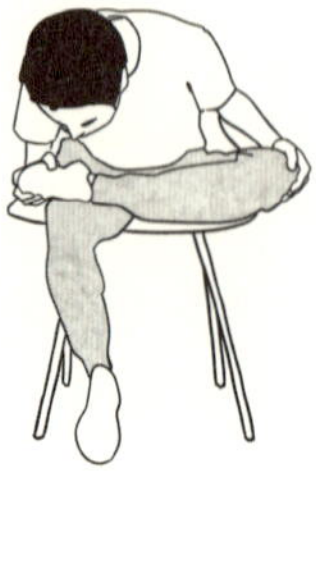

6. 左側の腰方形筋と中臀筋、ハムストリングスが伸びるのを感じながら、ゆっくりと息を吐きましょう

頻尿を自力で改善するすごい運動

私の治療院を訪れるビジネスエリートの中に、頻尿で悩んでいる方がいらっしゃったことがありました。

パフォーマンスを維持したいエグゼクティブにとっては一大事です。

頻尿を防ぐには、水分を摂りすぎないこともそうですが、尿もれを防ぐための骨盤底筋を鍛えること、この2つをおすすめします。

あなどれない「骨盤底筋」のエクササイズ

頻尿や尿もれに効果的なエクササイズとして、「骨盤底筋」を鍛える次ページのエクササイズをご紹介します。

[骨盤底筋エクササイズ]

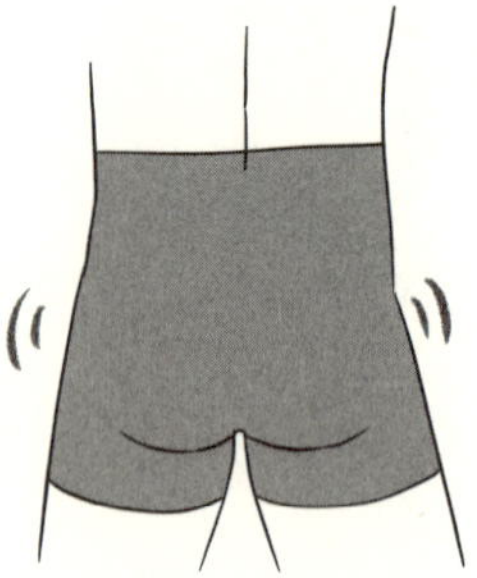

1. お尻の穴をキュッと締める

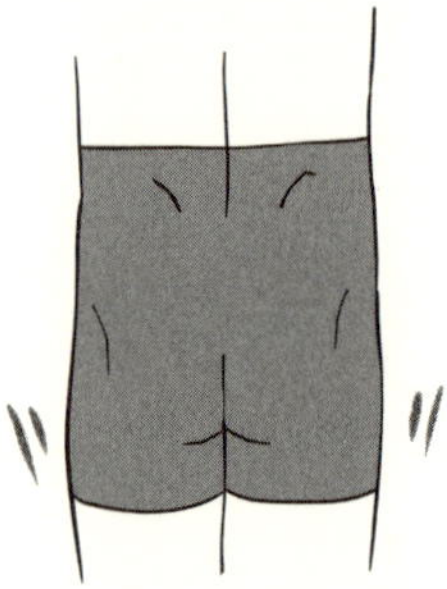

2. 締めたまま3秒ほど静止する

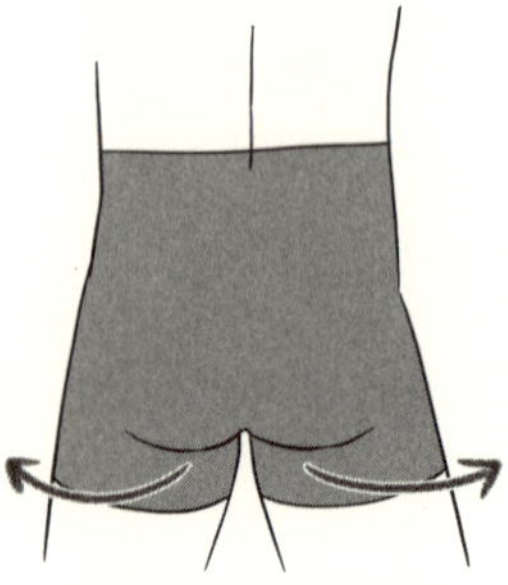

3. その後、ゆっくりとゆるめる。1～3を2、3回繰り返す

また太腿の前側にある筋肉に、頻尿に効くツボがあります。

次ページのイラストにある「陰包」は疲労・月経不順・不妊症などの治療にも使われるツボです。椅子に座ったまま膝頭に手を置くと、親指が膝関節の内側に触れるでしょう。ここから指5本分身体側にある、筋肉と筋肉の谷間に、このツボがあります。

また、おへソから指4本分下にある「中極」というツボも、膀胱炎だけではなく尿もれに効果的です。少し鈍い痛みを感じるまで指で押したり、市販のお灸で温めてみましょう。

[頻尿に効くツボ]

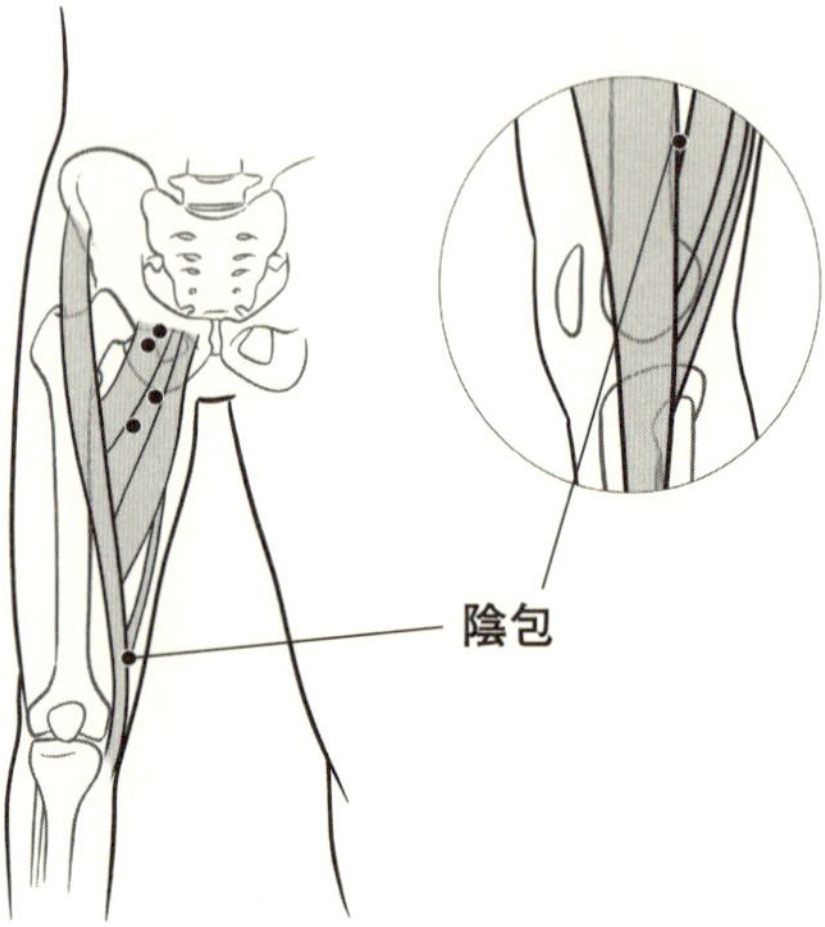

膝の内側、膝のお皿の上から太ももの骨に
沿って指５本分上にあるツボを押す

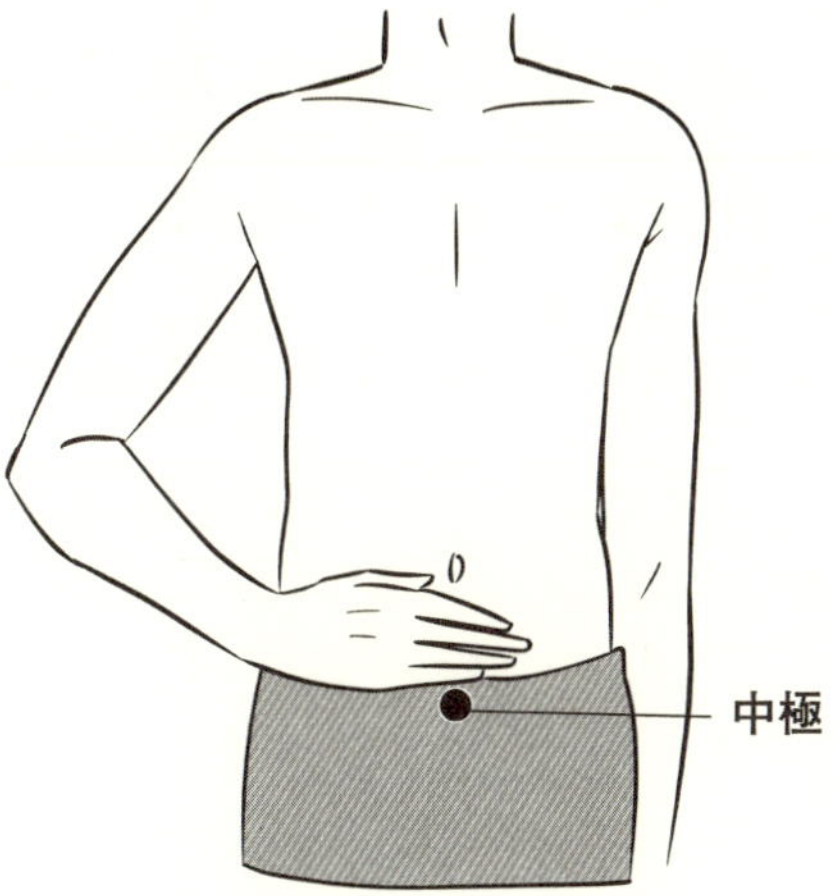

おヘソの下へ、指４本分下がったところを押す

おわりに

自分の年齢を考えることなく、いつまでも旅人のようでありたい

私がお身体のケアを任せていただいているビジネスエリートの一人、元Google Japan名誉会長である村上憲郎さん。

いくつもの要職に就かれており、そのいずれもが時代を先取りする最先端のものばかり。ご存知の通り、ＩＴ関連の世界は日進月歩というよりは分進時歩という目まぐるしさですが、そんな業界で過ごされていて齢70歳を過ぎてもなお、精力的でいらっしゃる村上さんの秘密は、氏の座右の銘にありました。

『我等いつも新鮮な旅人、遠くまで行くんだ！』

ルーティンにも思える毎日であっても、昨日とは違う視点で観察すれば、平凡さの中にも新たな発見がありますね。

「一体どういうことだろう?」

「もっと上手にできる方法があるんじゃないかな?」

とチャレンジする気持ちが大切だということ。これまで多くの患者さんを診てきてわかったことなのですが、**何事につけてもポジティブでチャレンジングな人ほど、病気が治るスピードも速いのです。精神は、身体を作る礎であるということを改めて教えてくれます。**

そういえば、ハーバード大学で心理学を研究しているエレン・ランガー教授は、自分に秘められている可能性を信じ、「できないこと」よりも「できること」に注目して生きるリバース・エイジングを提唱しています。

身体の回復が早くて元気を維持できるから、何事も楽しむことができるという好循環が生まれます。ポジティブさは、健やかに人生を楽しむカギのようです。

1300年続く、東洋医学をあなたの体調管理のお供に

我が国で最初に鍼博士という職位が設けられたのは、飛鳥時代に制定された「大宝律令」。1300年という長い年月を経た現在も、毎年5000人ほどの若者たちが伝統医療を志しています。

すべての鍼灸師が学ぶ2000年前に書かれた古典医書には「上工は未病を治し、中工は已病を治す」と書かれています。未病とは、まだ病にはなっていない病気の種のこと。已病とは、もう病気として症状が現れてしまっていること。

つまり、腕の良い鍼灸師は、病気になる前の種の段階で摘み取ることができるというのです。

東洋医学を専門とする鍼灸師への上手な罹り方は、病気になる前に診てもらうということ。ご自身のケアを任せるお抱え鍼灸師を決めておくと、体質や生活習慣から、適切な施術とアドバイスをもらうことができます。

とはいえ、通常は「腰が痛い」「血糖値が高い」と言った具体的なお悩みを訴えて来院なさる方々がほとんどです。さしあたり困ったことがなければ、アスリートのよ

うにわざわざお金と時間を使って自分の身体をケアしようとはしないのが一般人の常識だからです。

そんな中、最近お見えになられるようになったクライアントの初診時に衝撃的なオーダーを頂きました。

「私の中には未病がたくさんあるので、それを診て頂きたい」

そう思って来院してくださったクライアントは何人もいらっしゃいますが、初回にしっかりとしたメッセージとして語ってくださった方は、この方が初めてだろうと記憶しています。

聞けば、その方は、大手広告会社で要職を歴任され、現在でも要職でいらっしゃるバリバリのビジネスパーソン。心に刺さるフレーズであり、しかも本質的なメッセージが印象的でした。

自分自身の身体の声にストレートに耳を傾け、今よりも健康意識が高まるとよいと思うと同時に、本書が、あなただけのあなたにしかできない最強の体調管理を始めるきっかけになったとしたら、著者として最高の喜びです。

中根　一（なかね・はじめ）
鍼灸師。「鍼灸Meridian烏丸」院長。京都在住。日本で最も古い鍼灸学術団体「経絡治療学会」の理事・関西支部長を務め、日本の東洋医学界を牽引。また、ロート製薬「SmartCampうめきた」にてケア鍼灸の監修も行う。世界一流の政治家や経営者、俳優や音楽家だけでなく医師もクライアントに抱える。慢性疾患の治療だけでなく、疲労回復も得意とする現代人のお抱え鍼灸師として、執筆活動・ウェルネス事業アドバイザー・鍼灸学校における後進指導にあたっている。著書に『寝てもとれない疲れをとる本』（文響社）、『陰陽五行で京都を巡ろう』（三笠書房）、『図解「しつこい疲れ」がスッキリ消える　すごい！休息術』（PHP研究所）がある。

公式ホームページ　http://hajime-nakane.com

世界基準《せかいきじゅん》のビジネスエリートが実践《じっせん》している
最強《さいきょう》の体調管理《たいちょうかんり》

2018年11月8日　初版発行

著者／中根《なかね》 一《はじめ》

発行者／川金 正法

発行／株式会社KADOKAWA
〒102-8177　東京都千代田区富士見2-13-3
電話　0570-002-301（ナビダイヤル）

印刷所／大日本印刷株式会社

KADOKAWAカスタマーサポート
［電話］0570-002-301（土日祝日を除く11時〜13時、14時〜17時）
［WEB］https://www.kadokawa.co.jp/（「お問い合わせ」へお進みください）
※製造不良品につきましては上記窓口にて承ります。
※記述・収録内容を超えるご質問にはお答えできない場合があります。
※サポートは日本国内に限らせていただきます。

定価はカバーに表示してあります。

ISBN 978-4-04-602423-7　C0030